Prostata-Probleme, Verstopfung,
Hämorrhoiden, Darmkrebs, Morbus Crohn etc.
Hilfe durch die natürliche Hocksitzhaltung

Die Natur weiß es am besten

JONATHAN ISBIT

Prostata-Probleme, Verstopfung,
Hämorrhoiden, Darmkrebs, Morbus Crohn etc.
Hilfe durch die natürliche Hocksitzhaltung

Die Natur weiß es am besten

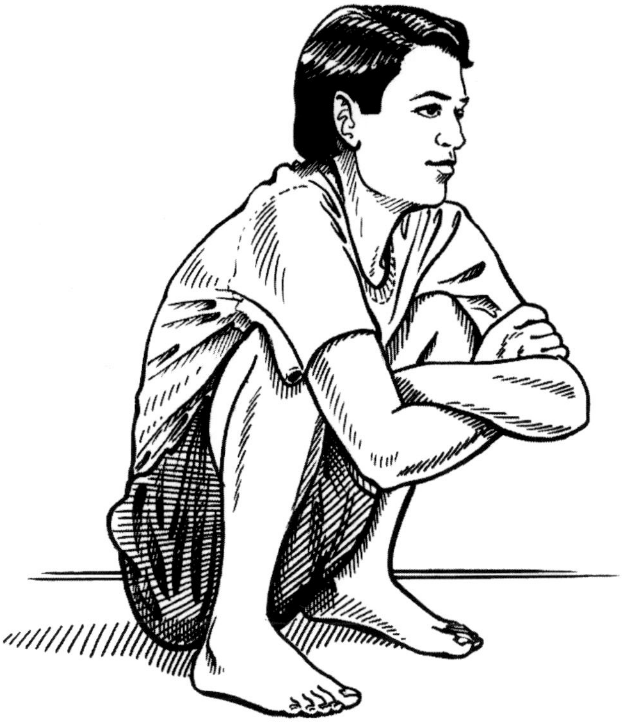

JONATHAN ISBIT

Shaker Media

Bibliografische Information der Deutschen Nationalbibliothek
Die Deutsche Nationalbibliothek verzeichnet diese Publikation in der Deutschen Nationalbibliografie; detaillierte bibliografische Daten sind im Internet über http://dnb.d-nb.de abrufbar.

Englischer Originaltitel: „Nature Knows Best“
(Second Edition, revised January, 2008)

Jonathan Isbit
186 Westside Drive
Boone, NC 28607
Vereinigte Staaten von Amerika
http://www.NaturesPlatform.com
http://www.NaturesPlatform.co.uk

Titel der deutschen Übersetzung: „Prostata-Probleme, Verstopfung, Hämorrhoiden, Darmkrebs, Morbus Crohn etc. Hilfe durch die natürliche Hocksitzhaltung Die Natur weiß es am besten“

Dietmar Fischler
Eichberg 5
A – 6176 Völs
Österreich
http://www.darmhilfe.de

Erste Ausgabe, revidiert im September 2009.

Printed in Germany.

ISBN 978-3-86858-474-5
Shaker Media GmbH • Postfach 101818 • 52018 Aachen
Telefon: 02407 / 95964 - 0 • Telefax: 02407 / 95964 - 9
Internet: www.shaker-media.de • E-Mail: info@shaker-media.de

Danksagungen des Autors

Hiermit möchte ich all jenen meinen Dank aussprechen, die eine Schlüsselrolle in der Entstehung dieses Buches gespielt haben.

Richard Barnes und Steve Van Damme sind die talentierten Künstler, die die Bilder auf der Titelseite und auf Seite 77 gezeichnet haben. Craig Berg hat zum Buch mit vielen kreativen Einfällen beigetragen und mir mit dringend benötigter moralischer Unterstützung geholfen. Stephen Porter aus Kanada hat das Manuskript bearbeitet und bei der Erzeugung und Vermarktung der „Naturplattform“ (englisch: „Nature´s Platform“) mitgewirkt, sodaß mir mehr Zeit für das Schreiben des Buches zur Verfügung stand.

Artem Bogomolov aus Zypern ist der begabte Fotograf, der das Strandfoto auf der Titelseite dieses Buches aufgenommen hat. Ron Bloome aus den Vereinigten Staaten steuerte das Foto des lächelnden Mädchens auf der Rückseite dieses Buches bei, das einige seiner Frontzähne verloren hat.

Danken möchte ich weiters dem Übersetzer meines Buches, Dietmar Fischler, einem dieser „Engel des Internet“, die sich immerzu bemühen, hilfreiche Informationen mit der Gemeinschaft zu teilen. Seine technischen und sprachlichen Kenntnisse und besonders sein Sinn für Humor waren eine große Hilfe.

Ich bin auch dankbar für hunderte meinem Buch gegenüber wohlwollende Personen aus der ganzen Welt, deren Worte der Ermutigung meinen Mut, das Buch zu schreiben, bestärkten und die halfen, das ganze Werk zu einer Arbeit der Liebe zu machen. Ich wünschte ich könnte sie alle aufzählen.

INHALTSVERZEICHNIS

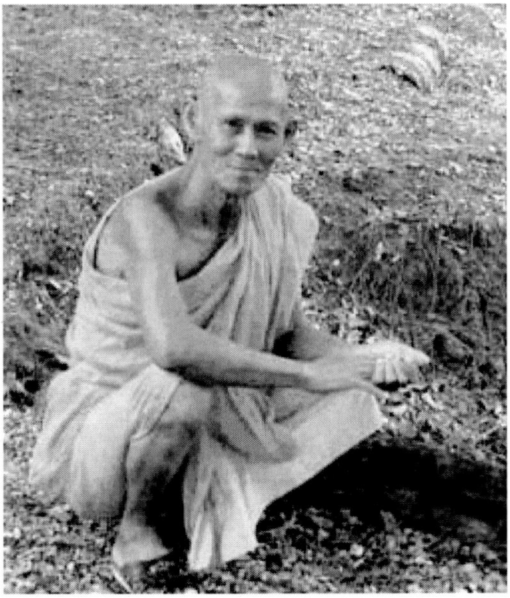

Ein Mönch in Thailand ruht sich in der Hocksitzhaltung aus, welche die Menschheit seit undenklichen Zeiten verwendet.

Einleitung

Vor 37 Jahren kam es, daß ich ein Buch über Yoga in die Hand nahm und etwas Erstaunliches entdeckte. Unter all den Bildern von seltsamen und schwierigen Körperhaltungen befand sich ein Bild jener einfachen Haltung, die auf der Vorderseite dieses Buches abgebildet ist. Der Bildtext lautete: „Dies ist der natürlichste und gesündeste Weg, Stuhlgang zu haben.“.

Für mich war das ein Schock. Aber als gerade erst Zwanzigjähriger mit einem besonderen Gefühl für Ironie und einer Vorliebe für Nonkonformität sprach mich das Konzept an. Sofort übernahm ich daher die Methode für mich selbst und sollte für die nächsten 37 Jahre ihre Vorteile kennenlernen.

Das Thema war, natürlich, unaussprechlich. So sehr ich also auch anderen ihre tägliche Mühsal auf dem „Porzellanthron“ ersparen wollte, habe ich mein „Geheimnis“ niemals jemand anderem gegenüber ausgesprochen.

Ich hatte mein eigenes Leben zu leben und fühlte mich entmutigt gegenüber der Tatsache, daß diese Ignoranz einfach weitergehen würde, von Generation zu Generation weitergegeben. Wie wenig wußte ich damals!

Doch achtundzwanzig Jahre nach meiner ursprünglichen Entdeckung begann der Gedanke in meinem Bewußtsein aufzutauchen, daß jetzt die Zeit gekommen ist, meine Erkenntnisse mit der Welt zu teilen.

Um meine Erkenntnisse weiterzugeben, fühlte ich mich inspiriert ein Hilfsmittel zu schaffen, welches eine konventionelle Toilette in eine Hocksitz-Toilette umwandeln würde.

Ich hatte keinerlei Erfahrung damit, irgend etwas zu erfinden und auch keine Neigung zur Geschäftswelt...und dennoch konnte ich das

Gefühl nicht abschütteln, daß ich diese Mission einfach zu erfüllen hatte.

Ich habe erst viel später herausgefunden, warum das so wichtig war. Als ich letzten Endes damit begann das Produkt zu vermarkten, habe ich das Internet und die Büchereien nach allen Forschungsergebnissen durchsucht, die jemals zum Thema der Vorteile des Hocksitzes publiziert wurden.

Jeder Tag brachte eine neue Enthüllung über den Schaden, der von unseren modernen Zivilisationstoiletten verursacht wird. Die natürliche Hocksitzhaltung erschien mir als der „Rosettastein", der viele der Geheimnisse löste, an welchen sich die medizinische Fachwelt über Jahrzehnte die Zähne ausbiß.

Die Ärzte waren hinsichtlich der Ursachen der vielen Darm-, Blasen- und Prostataerkrankungen im Dunkeln getappt, welche – aus einem „unerklärlichen" Grund – in den Entwicklungsländern so gut wie unbekannt sind.

Ich habe die Anatomie, Geschichte und Epidemiologie jeder einzelnen Erkrankung sorgfältig studiert. Ob es sich um etwas Tödliches wie Appendizitis (umgangssprachlich Blinddarmentzündung) oder Darmkrebs handelte oder aber um etwas „nur Störendes" wie Harnblaseninkontinenz oder Hämorrhoiden – die Schlußfolgerung war unausweichlich: Jede dieser Erkrankungen konnte eindeutig auf den kumulativen (sich nach und nach ansammelnden) Schaden zurückgeführt werden, der durch die heutige unnatürliche Sitzhaltung bei der Darmentleerung ausgelöst wird.

Um ein Beispiel zu nennen, führen Sie sich die Geschichte der Appendizitis (umgangssprachlich Blinddarmentzündung) vor Augen. Bevor die heutigen Sitztoiletten in der Mitte des neunzehnten Jahrhunderts eingeführt wurden, war diese Erkrankung unbekannt. Sie hatte nicht einmal einen Namen. Erst 1886 wurde der Begriff „Appendizitis" durch einen Professor der Universität Harvard namens Reginald Heber Fitz erstmals verwendet. Er war auch der Erste, der die sofortige

Entfernung eines entzündeten Blinddarms (medizinisch genauer der Wurmfortsatz bzw. Appendix, ein Anhängsel des Blinddarms) empfahl.

Zum gegenwärtigen Zeitpunkt finden in den Vereinigten Staaten jedes Jahr 40.000 Blinddarmoperationen statt, deren einziger Zweck bloß darin besteht, eine Blinddarmentzündung zu vermeiden. Obwohl sich dies so verhält, erkranken sieben Prozent der Bevölkerung an Blinddarmentzündung. Unter Bevölkerungsgruppen, die zur Darmentleerung die natürliche Hocksitzhaltung einnehmen, sind Blinddarmentzündungen praktisch unbekannt.

Doch wie erzeugen die „modernen“ Toiletten Blinddarmentzündungen? Der Appendix (Wurmfortsatz) ist mit einem Teil des Grimmdarms (welcher ein Teil des Dickdarmes ist) verbunden, der in einer herkömmlichen Sitzposition nicht entleert werden kann. Daher verbleiben Abfallstoffe im Appendix, welche dort liegenbleiben und einen Nährboden für schädliche Bakterien bilden. Auf diese Art und Weise wird der Appendix infiziert und eine Entzündung bildet sich. Wenn der Appendix platzt, ist das Ergebnis oft tödlich.

Auf gleichartigem Wege habe ich neun andere übliche Erkrankungen untersucht und bin zu denselben Schlußfolgerungen gelangt. Alle diese Erkrankungen ließen sich auf ein oder zwei Probleme, welche sich aus den langfristigen Folgen der Benutzung herkömmlicher Sitztoiletten ergaben, zurückführen. Das erste dieser zwei Probleme ist das Zurückbleiben von Stuhlresten (Exkrementen) im Darm. Die Stuhlreste können in der herkömmlichen Sitzposition nicht vollständig entleert werden, daher bleiben sie liegen und verfestigen sich. Die Zellschicht, die die Darmwand auskleidet, wird dabei geschädigt und wird anfällig für Krebs und alle Arten von entzündlichen Darmerkrankungen.

Das zweite dieser Probleme besteht darin, daß die Nerven des Beckens aufgrund der chronischen Überbeanspruchung durch das – aufgrund der Sitzhaltung auf herkömmlichen Toiletten nötige – Pressen im Laufe der Zeit beschädigt werden. Diese Verletzung ist verantwortlich für Prostata- und Harnblasenstörungen, welche epidemische Ausmaße in der heutigen Gesellschaft erreicht haben.

Als meine Forschungen voranschritten, fühlte ich mich wie ein Staatsanwalt, der einen Fall abzuhandeln hatte, der sich gegen den liebsten und am meisten vertrauten Freund jedes einzelnen Geschworenen richtete. Auf den ersten Blick schienen die Anklagepunkte absurd zu sein – als ob es sich um einen Witz handeln würde, den man in die Praxis umsetzt. Und das Thema der Verhandlung war darüber hinaus etwas, über das die meisten Leute nicht einmal nachdenken wollen.

Dieses Tabu zu brechen erwies sich als eine entmutigende Herausforderung, aber ich nahm meine Zuflucht in den Worten von Richter Louis Brandeis, den ich wie folgt zitiere: „Ein wenig Sonnenschein ist das beste Desinfektionsmittel."

Ich trug alle Beweise zusammen und stellte sie auf meine Homepage,
http://www.NaturesPlatform.com
bzw.
http://www.NaturesPlatform.co.uk.

In den nächsten sechs Jahren war ich damit beschäftigt, kontinuierlich neue Informationen hinzuzufügen bzw. Informationen zu berichtigen, sobald neue Informationen verfügbar wurden.

Ich habe hunderte Ärzte kontaktiert und ihnen die gute Nachricht überbracht. Ihre Reaktion war, von seltenen Ausnahmen abgesehen, absolute Stille. Eine Ärztin teilte mir mit, daß sie vollkommen von meiner Theorie überzeugt war – aber daß sie ihren Patienten aus Angst vor dem Verlust ihrer medizinischen Approbation (= Zulassung zum Arztberuf) niemals die natürliche Hocksitzhaltung empfehlen könne.

Es wurde mir klar, daß aufgrund der Ignoranz des medizinischen Berufsstandes Millionen Menschen rund um die Welt unnötigerweise leiden und vorzeitig sterben und daß meine zufällige Entdeckung vor 37 Jahren kein Unfall war, sondern ein Teil des „kosmischen Planes“, die Menschheit wieder in einen Zustand natürlicher Gesundheit zurückzuführen.

Möge dieses Buch uns helfen, dieses Ziel zu erreichen.

Jonathan Isbit
Boone, North Carolina, USA
8. März, 2007

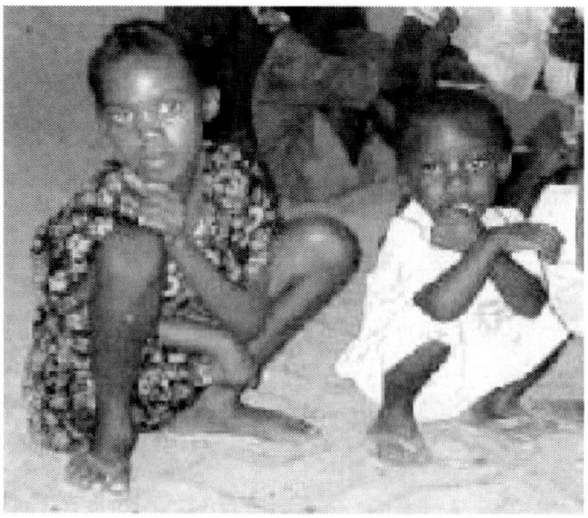

Afrikanische Kinder bei einer Feier.

Historischer Hintergrund

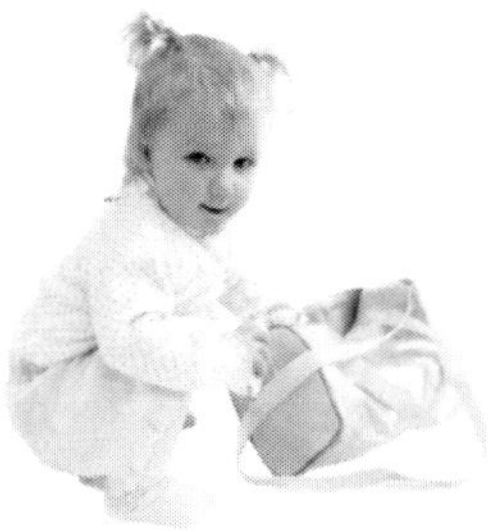

Der Mensch hat, ebenso wie seine Artgenossen aus dem Reich der Primaten, schon immer die natürliche Hocksitzhaltung zur Darmentleerung verwendet. Babies und Kleinkinder jeder Kultur haben instinktiv diese Haltung eingenommen, um sich zu entleeren. Auch wenn dies für jemanden, der praktisch sein gesamtes Leben ohne diese Erfahrung zugebracht hat, seltsam erscheinen mag, ist dies dennoch der natürliche Weg, für den der menschliche Körper ausgelegt ist.

Und dies ist der Weg mit dem sich auch unsere Vorfahren bis zur Mitte des 19. Jahrhunderts ihres Darminhaltes entledigt haben. Vor dieser Zeit wurden sesselähnliche Toiletten nur von königlichen Personen und von Körperbehinderten benutzt.

Die ersten Toiletten mit Wasserspülung wurden ab ca. 1860 eingeführt. Diese thronähnlichen Sitztoiletten wurden erfunden[22], um gewöhnlichen Leuten dieselbe „Würde“ zu geben, die zuvor nur Königen und Königinnen vorbehalten war.

Die Klempner und Tischler, welche die Bauform der Toilette festlegten, hatten kein Wissen über die menschliche Physiologie und glaubten aufrichtig daran, daß sie damit das Leben der Menschen verbessern würden.

Die neue Errungenschaft symbolisierte den Fortschritt und die Kreativität der westlichen Zivilisation. Sie sollte zeigen, daß der Mensch die Natur verbessern und die primitiven kulturellen Gebräuche, denen die armen „umnachteten“ Eingeborenen in den Kolonien folgten, überwinden könne.

Die „Bürde des weißen Mannes“ verkörperte die herablassende viktorianische Einstellung gegenüber anderen Völkern und Kulturen.

Die britische Klempnerindustrie beeilte sich, Toiletten mit Wasserspülung im ganzen Land zu installieren. Die großartigen Vorteile der mittels der Wassertoiletten verbesserten Hygiene führten allerdings dazu, daß die Menschen einen großen ergonomischen Fehltritt übersahen: *Die neue Sitzposition machte die Entleerung schwierig und unvollständig und zwang dazu, sich bei der Entleerung anspannen und pressen zu müssen.*

Diejenigen, die diesen Nachteil nicht übersahen, hatten darüber zu schweigen, da man das Thema als unaussprechlich ansah. Darüber hinaus, wie konnten sie etwas kritisieren, was auch von Königin Victoria höchstpersönlich verwendet und von ihr als unerläßlich angesehen wurde? (Ihre Wassertoilette war vergoldet, der selbsterklärten „Kaiserin von Indien“ angemessen).

Also geschah es so wie bei des Kaisers neuen Kleidern, die neuen Wassertoiletten wurden stillschweigend akzeptiert. Es war eine widerwillige Annahme, was sich durch die Popularität von „Hocksitz-Stühlen“ beweisen läßt, die damals im berühmten Kaufhaus „Harrods“ in London verkauft wurden.

Wie in der Abbildung unten auf der linken Seite dargestellt, konnten diese Fußstühle nur die Standhöhe der Füße etwas erhöhen in dem unvollkommenen Versuch, die natürliche Hocksitzhaltung zu imitieren.

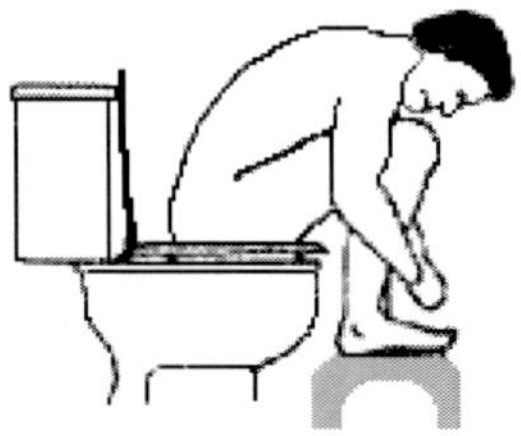	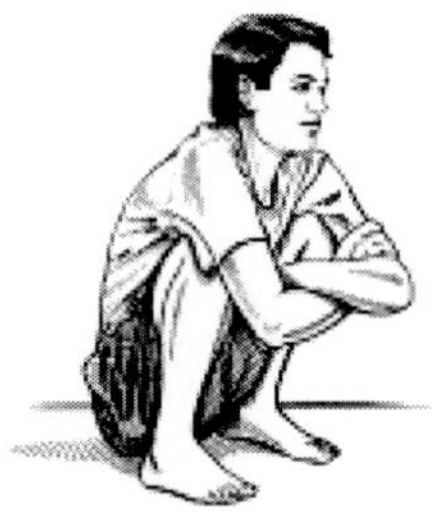
Eine unnatürliche Haltung, die Anspannung und Belastung mit sich bringt	Die natürliche Hocksitzhaltung

(Mehr über diesen Vergleich auf Seite 96)

Der Rest von Westeuropa sowie Australien und Nordamerika wollten nicht weniger zivilisiert als Großbritannien erscheinen, dessen riesengroße Ausdehnung in Form des britischen Empires es zum mächtigsten Land auf der Erde machte. So kam es binnen einiger Jahrzehnte dazu, daß der Großteil der industrialisierten Welt „des Kaisers neuen Thron“ akzeptierte.

Vor 150 Jahren konnte niemand voraussehen, in welchem Ausmaß dieser Wandel die Gesundheit der Bevölkerung beeinträchtigen würde. Heute jedoch machen viele Ärzte die „moderne Toilette“ für die große Häufigkeit einer ganzen Reihe von schweren Erkrankungen verantwortlich.

Westliche Länder haben eine viel höhere Rate von Erkrankungen des Darmes und des Beckens, wie aus einem Bericht im Israelischen Journal der medizinischen Wissenschaften (*Israel Journal of Medical Science*) hervorgeht:

> Die Prävalenz (Krankheitshäufigkeit) von Darmerkrankungen (Hämorrhoiden, Appendizitis, Darmpolypen, Dickdarmentzündung, Reizdarmsyndrom, Divertikulose und Darmkrebs) sind gleich hoch bei südafrikanischen Weißen und bei der Bevölkerung der wohlhabenden westlichen Staaten. Unter ländlichen südamerikanischen Schwarzen mit einem traditionellen Lebensstil hingegen gelten diese Erkrankungen als sehr ungewöhnlich und sind so gut wie unbekannt.[19]

Die folgenden Abschnitte werden sich um die detaillierte Untersuchung dieser und anderer Erkrankungen drehen, um herauszufinden, wie eine unnatürliche Toiletten-Sitzhaltung ein derart breites Spektrum von gesundheitsschädlichen Wirkungen auslösen kann.

Toiletten im Altertum

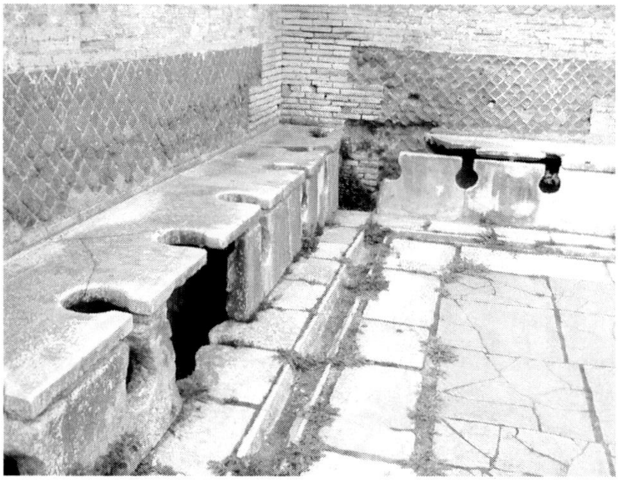

Bilder von Toiletten des Altertums verwirren oftmals den modernen westlichen Menschen, da dieser automatisch annimmt, daß die Toiletten in der Sitzposition angewendet wurden. Dieser Eindruck wird oft durch die Haltung von spaßenden Touristen auf Fotos etc. bestärkt. Aber in der Realität handelt es sich hier um Hocksitz-Toiletten. Sie sind höhergelegt, nicht um darauf zu sitzen, sondern weil sich darunter eine offene Sickergrube befindet. Die ausgeschnittenen Elemente in der vertikalen Wand erlaubten den Menschen, sich selbst mit Wasser zu reinigen, was während der Hocksitzhaltung von vorne gemacht wurde.

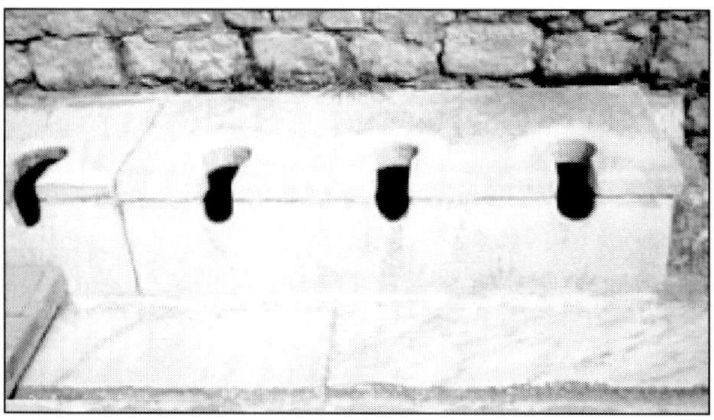

Die alten Römer benutzten die unten links gezeigte Haltung. (die Sache war mit einer Toga leichter zu bewerkstelligen als mit Hosen, darüber hinaus gewährte die Toga ein gewisses Maß an Privatsphäre).

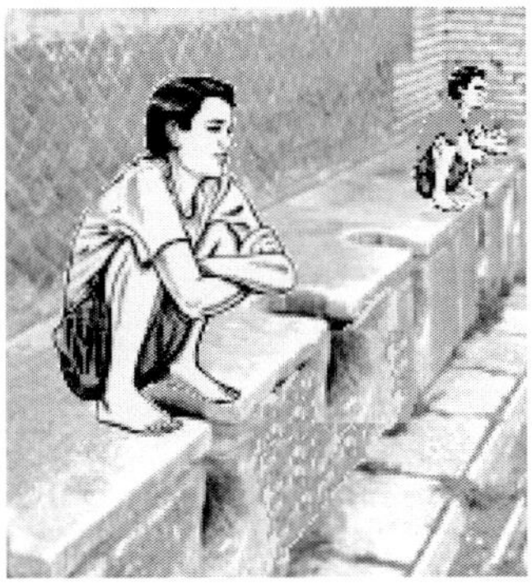

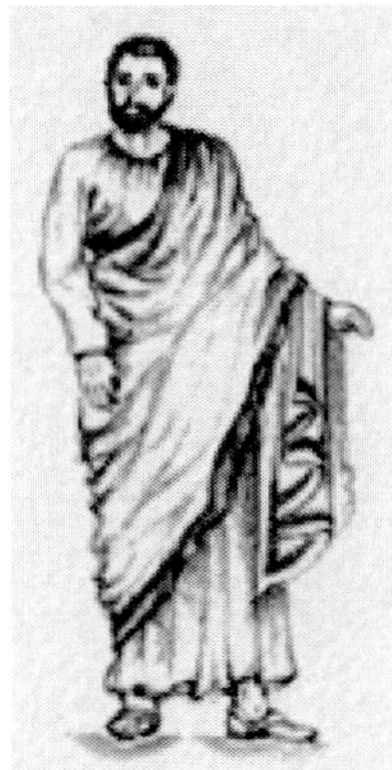

Das Bild ganz unten zeigt einen typischen Touristen. Er wäre vermutlich erstaunt, wenn man ihm erklären würde, daß damals – mit Ausnahme von königlichen Personen und Behinderten – jedermann die Hocksitzhaltung verwendete, wenigstens bis ca. zur zweiten Hälfte des neunzehnten Jahrhunderts. [22]

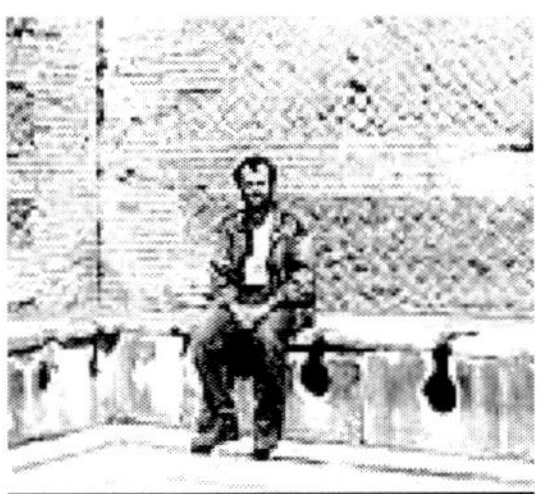

Herkömmliches Sitzen versus natürlicher Hocksitz

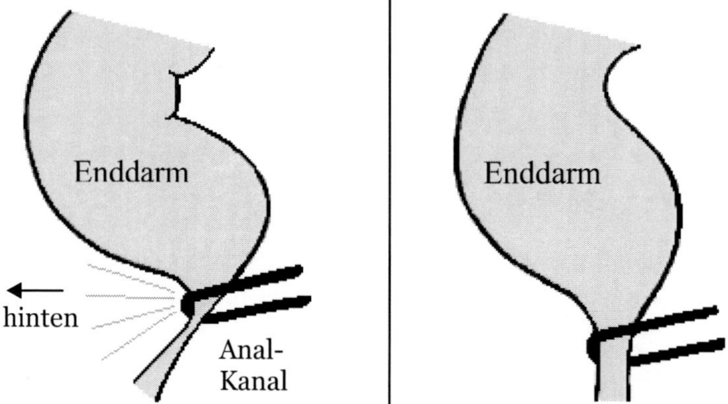

Um die Kontinenz sicherzustellen muß der Puborektalmuskel den Enddarm einschnüren

Die natürliche Hocksitzposition entspannt den Puborektalmuskel und der Enddarm kann sich öffnen

Quellenangabe: Tagart REB. The Anal Canal and Rectum: Their Varying Relationship and Its Effect on Anal Continence, Diseases of the Colon and Rectum 1966: 9, 449-452.

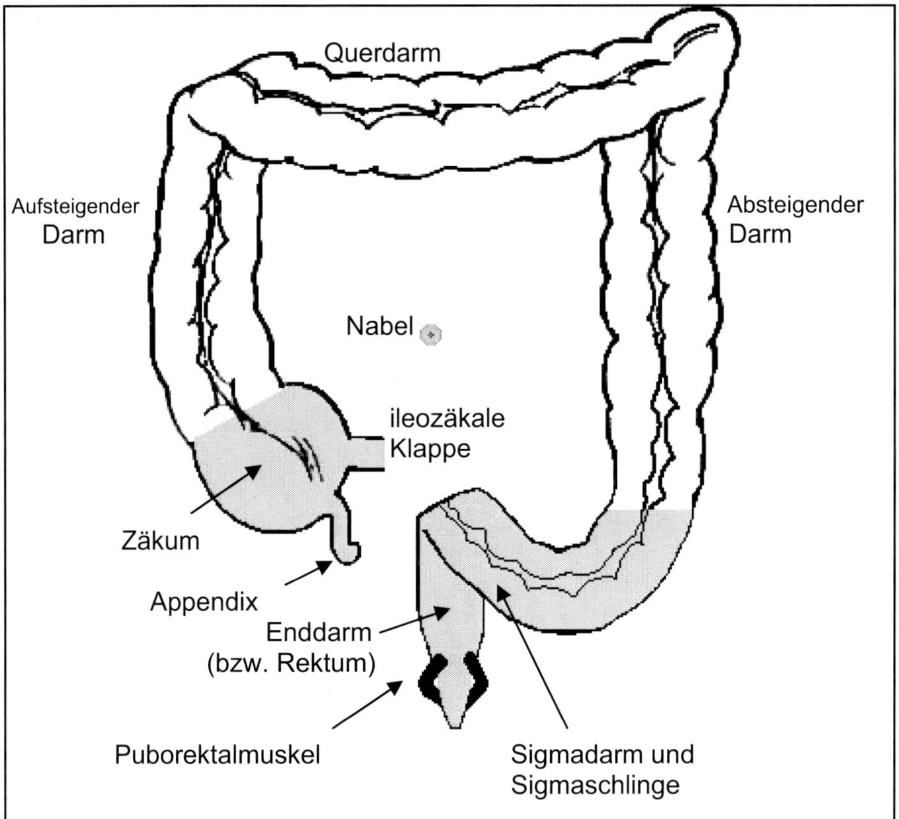

80% aller Darmkrebse entwickeln sich in den grau eingefärbten Darmarealen, welche sich in der herkömmlichen Sitzposition nicht vollständig entleeren können. Liegengebliebene Exkremente sind der Hauptgrund für Darmerkrankungen.

Sieben Vorteile der natürlichen Hocksitzhaltung

1.) Macht die Entleerung schneller, einfacher und vollständiger. Dadurch wird vermieden, daß Stuhlreste im Darm liegenblieben, was den primären Faktor bei Darmkrebs, Appendizitis und entzündlichen Darmerkrankungen darstellt.

2.) Schützt die Nerven welche die Prostata, Harnblase und die Gebärmutter kontrollieren vor Überdehnung und dem damit verbundenen Schaden.

3.) Entspannt den Puborektalmuskel (lateinisch: „musculus puborectalis" - siehe Diagramm auf Seite 20), der ansonsten den Mastdarm einschnüren würde, um die Kontinenz (= Fähigkeit, Körperausscheidungen zu halten) sicherzustellen.

4.) Schließt die ileozäkale Klappe sicher ab (Diagramm auf Seite 21), welche zwischen dem Grimmdarm und dem Dünndarm liegt und die Verbindung zwischen Grimm- und Dünndarm herstellt. In der herkömmlichen Sitzposition wird diese Klappe nicht unterstützt und Exkremente gelangen auf diese Weise während der Entleerung in den Dünndarm, der dadurch vergiftet wird.

5.) Die Oberschenkel unterstützen den Darm. Auf diese Art und Weise wird eine Überbeanspruchung des Darms durch zu starkes Pressen vermieden. Chronische Überbeanspruchung des Darmes durch falsche Sitzhaltung und der damit verbundenen zu hohen Preßanstrengung kann die folgenden Erkrankungen auslösen: Hernien (d.h. Leistenbruch und andere), Divertikulitis und Beckenorganvorfall.

6.) Eine hocheffektive, nichtinvasive Behandlung für Hämorrhoiden, was durch klinische Forschungsergebnisse belegt ist.

7.) Schwangere Frauen haben den Vorteil, daß die natürliche Hocksitzhaltung Druck auf die Gebärmutter vermeidet. Der tägliche Toilettengang mittels der natürlichen Hocksitzhaltung hilft Frauen, sich auf eine natürlichere Geburt vorzubereiten.

Appendizitis

Das Zäkum ist ein kleiner Beutel, der an der Stelle liegt, wo der Darm beginnt, nämlich in der rechten unteren Ecke des Bauchraumes (siehe Diagramm auf Seite 21). Stuhl bewegt sich durch die Ileozäkalklappe (welche theoretisch eine „Einbahnklappe“ ist) vom Dünndarm in das Zäkum. Der Appendix ist ein an das Zäkum angehängter dünner Schlauch, der mit einem Kanal, der sich zum Zäkum hin öffnet, mit dem Zäkum verbunden ist.

Exkremente können sich in diesem Kanal festsetzen, was dazu führt, daß sich der Appendix infiziert und sich entzündet. In diesem Fall ist eine sofortige Blinddarmoperation unumgänglich, um den Appendix zu entfernen, bevor dieser platzt. Das Platzen des Appendix hat normalerweise tödliche Konsequenzen.

Warum aber wird der Appendix mit Exkrementen blockiert? Hat die Natur einen groben Fehler in der Bauweise des Darmes gemacht?

Ein Hinweis woran dies liegt kommt aus dem Gebiet der Epidemiologie (Seuchenkunde). Appendizitis ist eine Erkrankung der westlichen Industrieländer und ist so gut wie unbekannt in Entwicklungsländern[19,31]. Der Grund dafür ist, daß das Zäkum dafür ausgelegt ist, während der Entleerung vom rechten Oberschenkel komprimiert und damit leergedrückt zu werden, und zwar in der natürlichen Hocksitzhaltung. Auf einer *herkömmlichen Sitztoilette* allerdings ist es unmöglich, das Zäkum überhaupt entsprechend zu komprimieren.

Im Gegenteil passiert bei der herkömmlichen Sitzposition folgendes, man drückt mit dem Zwerchfell nach unten, während man die Luft anhält. Dieses Manöver bläht das Zäkum auf und setzt es unter Druck. Es ist als ob man auf eine Zahnpastatube in der Mitte draufdrückt, dies führt dazu, daß der untere Teil der Tube sich mit Luft aufbläht. Dieser Druck kann sehr leicht Exkremente in den Appendix zwängen, mit katastrophalen Konsequenzen.

Dieser Druck kann auch die ileozäkale Klappe überwältigen, deren Zweck darin besteht, den Dünndarm vor einer Verschmutzung mit Exkrementen zu schützen. Durch radiologische Untersuchungen des Darms mittels Bariumeinläufen und bei Darmoperationen wird routinemäßig oft festgestellt, daß Exkremente in den Dünndarm ausgelaufen sind. Morbus Crohn entwickelt sich in den Gebieten, die von diesem giftigen Rückfluß betroffen sind.

Trotz all des Pressens beim Entleerungsprozeß in der herkömmlichen Sitzposition wird das Zäkum nie komplett entleert. Zurückbleibende Reste lagern sich an der Darmwand an und erhöhen das Risiko von Krebs und Entzündung (einschließlich Appendizitis).

Im Gegensatz dazu wird das Zäkum bei der natürlichen Hocksitzhaltung mittels des rechten Oberschenkels von der Basis aus komprimiert. Sein Inhalt kann sich auf diese Art und Weise gründlich in den aufsteigenden Darm entleeren, wo die Peristaltik (Darmbewegung) die Exkremente weiterträgt. Es besteht hier keine Notwendigkeit, den Atem anzuhalten oder auf der Toilette zu pressen, da die natürliche Hocksitzhaltung den benötigten Preßdruck automatisch generiert.

Der Druck ist hier komplett aufwärts gerichtet, sodaß der Appendix sauber und die Ileozäkalklappe geschlossen bleibt. Diese Organe sind nicht „schlecht gebaut“ – wie es momentan durch medizinische Schulen gelehrt wird. Wie der Rest des Darmes, sind auch diese Organe so konstruiert, daß sie nur Mithilfe der natürlichen Hocksitzhaltung optimal arbeiten.

Historischer Hintergrund der Appendizitis

Die meisten Menschen nehmen wie selbstverständlich an, daß die Menschheit schon seit sehr langer Zeit unter Appendizitis leidet. Aber in Wirklichkeit hat sich die Appendizitis erst seit sehr kurzer Zeit entwickelt und zwar in zeitlicher Übereinstimmung mit der Entwicklung der ersten Sitztoiletten zum Ende des 19. Jahrhunderts [22]. Aus dem Medizinischen Journal von Australien („Medical Journal of Australia”) geht hervor:

> Die Epidemiologie (Seuchenkunde) der Appendizitis wirft viele unbeantwortete Fragen auf. So gut wie unbekannt vor dem 18. Jahrhundert, ergab sich ein eklatanter Anstieg in ihrer Prävalenz (Krankheitshäufigkeit) erst ab dem Ende des 19. Jahrhunderts. Diese Eigenschaft legt einen Zusammenhang mit dem modernen westlichen Lebensstil nahe. [30]

Im Jahre 1886 wurde Reginald Heber Fitz, ein Harvard Professor mit dem Fachgebiet der pathologischen Anatomie, der erste Arzt, der die Krankheit erkannte und ihr einen Namen gab. Er war auch der erste, der vorschlug, die Krankheit durch eine Entfernung des Appendix zu behandeln. [18]

Das konservative britische medizinische Establishment leistete der neuartigen Appendektomie (Entfernung des Appendix) Widerstand bis zur Jahrhundertwende, solange bis die neue Methode zur Rettung des Lebens des zukünftigen Königs verwendet wurde. Im Jahre 1901 mußte sich nämlich der Prinz von Wales, Albert Edward, einer Notfallappendektomie unterziehen, nur zwei Wochen vor seiner geplanten Krönung als König Edward VII. Seine erfolgreiche Wiederherstellung überzeugte letzten Endes die britischen Chirurgen davon, daß diese Operation der einzige Weg war, um die Opfer dieser neuartigen, mysteriösen Erkrankung zu retten. [20]

Zum gegenwärtigen Zeitpunkt entwickeln 7% der U.S. Bevölkerung einmal in ihrem Leben Appendizitis (laut http://www.emedicine.com). Diese Zahl wäre sogar noch höher, wenn nicht jedes Jahr 40.000 sogenannte „Appendektomien auf Verdacht“ (laut Harper´s Index, Februar 2002) durchgeführt werden würden. „Auf Verdacht“ bedeutet hier, daß bei diesen Patienten Appendixbeschwerden vorlagen und der Chirurg den Appendix aufgrund dieses Verdachtsmomentes entnahm, da er gerade an einem anderen Organ in der Nähe arbeitete (in den meisten Fällen arbeitete er an einer operativen Entfernung der Gebärmutter (Hysterektomie)) und sich jedoch im Nachhinein herausstellte, daß keine Entzündung im Appendix vorlag.

Appendizitis ist der häufigste Grund, warum ein Kind eine Notoperation des Bauchraumes benötigt. Junge Kinder zwischen dem elften und zwanzigsten Lebensjahr sind am häufigsten betroffen (laut http://www.KidsHealth.org).

Die moderne Medizin erkennt an, daß die Appendizitis vor allem eine Erkrankung der westlichen Welt darstellt [31]. Sie führt dies auf den (angeblich) höheren Anteil von Ballaststoffen in der Ernährung der dritten Welt zurück. Allerdings galt die Ballaststofftheorie nie als wirklich gesichert, wie durch das folgende Zitat von http://www.KidsHealth.org bewiesen wird:

> Es gibt keine medizinisch gesicherten Wege, eine Appendizitis zu verhindern. Obwohl die Appendizitis in Ländern, wo sich die Bevölkerung mit einem hohen Anteil von Ballaststoffen ernährt, selten ist, konnten Experten bis jetzt nicht zeigen, daß eine Ernährung mit einem hohen Anteil an Ballaststoffen die Entwicklung einer Appendizitis definitiv verhindert.

Viele Einwohner von Entwicklungsländern, die nicht als rückständig erscheinen wollen, fühlen sich verpflichtet, die westlichen Toiletten anzunehmen. Dieser Trend bewirkt Gesundheitsprobleme, die bei Bevölkerungsgruppen, die zuvor die natürliche Hocksitzhaltung angewendet haben, unbekannt waren. Das Beispiel Appendizitis wird auch von http://www.webhealthcentre.com, einem in Indien beheimateten Gesundheitsportal, berichtet:

> Der indische Toilettentyp ist einer vollständigen Entleerung förderlicher als der westliche Toilettentyp. Da westliche Toiletten sich in Indien zunehmender Popularität erfreuen, steigt das Risiko, daß es zu einer erhöhten Anzahl von Appendizitisfällen kommen wird.

Leider haben westliche Ärzte niemals die Verbindung zwischen der Sitzhaltung auf der Toilette und Appendizitis hergestellt. Ihr Verständnis dieser Erkrankung ist in dem Jahrhundert, das demjenigen folgte in dem Dr. Frederick Treves seine berühmte Appendektomie (wie oben erwähnt) am Prinz von Wales durchführte, kaum vorangeschritten.

Ironischerweise verlor die Tochter Sir Fredericks (welcher zum Ritter geschlagen wurde weil er das Leben des Königs gerettet hatte) ihr Leben durch eine Appendizitis [27]. Obwohl er chirurgisch hochbegabt war, hatte er keine Ahnung, was die Krankheit auslöste, oder wie man sie verhindern sollte.

Seine heutigen Nachfolger haben die Chance, ihren Berufsstand zu rehabilitieren, indem sie ihre Patienten (und ihre Kinder) über die Gesundheitsgefahren, welche von der Sitzposition auf der „modernen" Toilette ausgehen, informieren. Sie können damit einen Großteil des sinnlosen Leidens ihrer Patienten und Mitmenschen vermeiden.

Harnblaseninkontinenz

In den größeren Städten Asiens haben viele Einwohner ihre traditionellen Gebräuche in dem Glauben, daß der Westen fortschrittlicher und auf irgendeine Art und Weise „überlegen" sei, aufgegeben.

Durch die Annahme der westlichen Toiletten haben sie unabsichtlich und unwissentlich neue Erkrankungen in die Gesellschaft gebracht. Ein Artikel vom 30. März 2003, der in der Malaysischen Zeitung „The Star" erschien, diskutiert eine solche Erkrankung:

> Hocksitzhaltung oder nicht? Das ist die Frage. Tatsächlich könnte die Art und Weise, wie Sie Ihre Toilette benutzen, einen Einfluß auf die Entwicklung einer Harnblaseninkontinenz haben. „Es gibt eine Vielzahl von Beweisen die zeigen, daß die asiatische Technik, die Toilette zu benutzen, die westliche Technik der Toilettenbenutzung bei weitem übertrifft, wenn es um die Gesunderhaltung des Beckens geht", sagt Professor Ajay Rane, ein beratender Urologe von der medizinischen Universität James Cook in Australien.
>
> Laut Professor Rane zeigt eine Studie aus Hong Kong, daß Frauen, die in Städten leben, mehr Probleme mit Harninkontinenz und allgemeinen Darmleiden haben als Frauen, die auf dem Land leben.
>
> „Der grundsätzliche Unterschied zwischen diesen Frauen war nicht ihr Körpergewicht, oder wie viele Kinder sie hatten, sondern ihre Gewohnheiten bei der Toilettenbenutzung" sagt Dr. Rane.
>
> Im Allgemeinen benutzen Frauen aus städtischen Gegenden die herkömmliche Sitzmethode, während Frauen vom Land die natürliche Hocksitzhaltung verwenden. Dr. Rane: „Grundsätzlich glauben wir, daß die Studie zeigt, daß der durch die natürliche Hocksitzhaltung bedingte Winkel des Beckens dieses viel besser entspannt und so ein höherer Druck bewirkt wird. Beim Sitzen hat man nicht die korrekte Entspannung der Muskeln und nicht den richtigen Winkel des Beckens. Ich

> bin der festen Überzeugung, daß die natürliche Hocksitzhaltung enorm positive Effekte auf das Becken hat.“

Dr. Ranes Auffassung wird von Dr. Stuart Stanton geteilt, welcher der Aufsichtsratsvorsitzende der „Continence Foundation“ und Urologe am St. Georges Krankenhaus in London ist:

> Hocksitz-Toiletten sind ein exzellenter Weg für Frauen, ihren Damm und die Muskeln des Beckenbodens zu trainieren und Kontrolle über ihren Urinfluß, beginnend mit dem Alter von zweieinhalb bis drei Jahren, zu erlangen. Berichte aus den Entwicklungsländern deuten darauf hin, daß Harninkontinenz viel seltener bei Frauen auftritt, die die Hocksitzhaltung verwenden.

Hier ist eine kurze Erklärung, warum Sitztoiletten das Risiko für Inkontinenz erhöhen: Der Beckenbodenmuskel ist eine Art aus Muskeln bestehende „Hängematte“, welche die inneren Organe wie den Darm, die Blase und die Gebärmutter stützt. Westliche Toiletten zwingen den Benutzer sich während der Entleerung durch Pressen anzustrengen, wodurch der Beckenbodenmuskel einer unnatürlichen Belastung ausgesetzt wird. Der Abwärtsdruck überdehnt und schwächt den Pudendusnerv (lateinisch „Nervus pudendus“), welche für die Kontrolle der Harnblase zuständig sind.

Um die Harnkontinenz aufrechtzuerhalten, muß das Gehirn ständig den Druck in der Harnblase überwachen und Befehle an den Harnröhrenschließmuskel senden. Beide Funktionen werden behindert, wenn der Pudendusnerv durch das Absinken der Beckenbodenmuskulatur geschwächt wird. Die folgenden Statistiken, welche von http://www.FocusOnUrology.com entnommen wurden, zeigen, wie häufig dies vorkommt:

- 17 Millionen Amerikaner sind inkontinent.
- Frauen leiden doppelt so oft unter Inkontinenz als Männer (Die Sektion über gynäkologische Störungen in diesem Buch ab Seite 60 erklärt warum).

- Eine von vier Frauen zwischen 30 und 59 Jahren hat wenigstens einmal eine Phase der Inkontinenz erlebt.

- 16,4 Milliarden US Dollar werden jährlich für die Pflege von Patienten, die unter Inkontinenz oder mit der Inkontinenz in Verbindung stehenden Erkrankungen leiden, ausgegeben.

- 1,1 Milliarden US Dollar werden jedes Jahr für Wegwerfprodukte zur Behandlung der Inkontinenz bei Erwachsenen ausgegeben.

- 50 Prozent oder mehr derjenigen älteren Personen, die zu Hause oder langfristig in einer Pflegeeinrichtung untergebracht sind, sind inkontinent.

Die Internetseite http://www.FocusOnUrology.com schreibt Inkontinenz vor allem den folgenden Ursachen zu: Geburt eines Kindes, geschwächte Beckenbodenmuskeln, hormonelle Veränderungen die mit der Menopause in Verbindung stehen und (bei Männern) Prostatachirurgie.

Aufgrund ihrer kulturellen Konditionierung nennt man in dieser Aufzählung nicht die Benutzung der Liegeposition zur Geburt eines Kindes. Die moderne Toilette hat Frauen unfähig gemacht, für längere Zeit in der Hocksitzhaltung zu verweilen, eine Haltung die aber von der Natur dazu vorgesehen ist, die Beckenbodenmuskeln während des Geburtsvorganges zu schützen.

Auch nennt man nicht die direkte Auswirkung der Benutzung einer Sitztoilette, nämlich das Herunterdrücken der Beckenbodenmuskulatur durch den in dieser Haltung nötigen Preßdruck zum Zweck der Darmentleerung. Wenn man zurückhaltende Schätzungen zugrunde legt, kann man davon ausgehen, daß der durchschnittliche Mensch sich bei der Benutzung einer herkömmlichen Sitztoilette täglich vier Mal durch Pressen anstrengen muß, die Darmentleerung durchzuführen und so die nicht unterstützte Beckenbodenmuskulatur im Alter von 50 Jahren 73.000 Mal nach unten gedrückt wurde.

Ein unnatürlicher Vorgang, der so oft wiederholt wird, bringt unausweichlich eine Verletzung der Beckenbodenmuskulatur durch wiederholte Überlastung mit sich. Der Pudendusnerv ist das Hauptopfer dieses unabsichtlichen Mißbrauchs, was dazu führt, daß über 50 Prozent der älteren Amerikaner inkontinent sind (Statistiken siehe oben).

Andere westliche Länder stehen vor einem ähnlichen Problem. Forscher der Universität von Adelaide in Australien haben berichtet, daß Inkontinenz und andere Erkrankungen der Beckenbodenmuskulatur viel häufiger sind, als man zunächst annahm. Der Artikel hat den Titel „Der „Abstieg“ der Frauen – eine schleichende Epidemie“ (23. November 2000):

> Forscher der Universität von Adelaide haben in der weltweit ersten umfassenden Studie ihrer Art eine bemerkenswert hohe Häufigkeit von Beschwerden, die im Zusammenhang mit der Beckenbodenmuskulatur stehen, in der allgemeinen Bevölkerung festgestellt...die meisten dieser Beschwerden waren selbst unter Frauen üblich, die nie zuvor ein Baby mittels Vaginalgeburt geboren hatten...“Die Studie zeigt die hohe Erkrankungshäufigkeit und die großen sozialen Auswirkungen von Beckenbodenvorfällen und Inkontinenz in unserer Gesellschaft“, sagt Professor MacLennan. „Es handelt sich um eine stille Epidemie, da diejenigen, die mit dem Problem konfrontiert sind, oft zu verlegen sind, darüber zu sprechen.“

Bis vor kurzem war die Ursache dieser Epidemie noch ein Rätsel (Professor MacLennan, der oben zitiert wurde, glaubt, daß dies unausweichlich ist, solange Frauen Babies bekommen müssen).

Aber Forschungen von Herrn Wallace Bowles über die Bedeutung der natürlichen Hocksitzhaltung haben ein neues Verständnis mit sich gebracht, wie man diese Erkrankungen verhindern (und in vielen Fällen korrigieren) kann:

Die meisten Menschen, die unter Harninkontinenz leiden, erfahren eine merkliche Verbesserung, wenn sie für einen Zeitraum von wenigen Wochen die natürliche Hocksitzhaltung zur Darmentleerung verwenden und ein komplettes Verschwinden der Symptome innerhalb eines Zeitraumes von ca. drei Monaten.[17]

Es gibt einzelne Berichte daß Frauen, die gewohnheitsmäßig die natürliche Hocksitzhaltung zur Darmentleerung verwenden und welche eine Verletzung der Beckenbodenmuskulatur und Inkontinenz als Folge der Geburt ihres Babies erlitten haben, ihre Kontinenz innerhalb von sechs Wochen wiedergewinnen konnten, soferne sie die natürliche Hocksitzhaltung zur Darmentleerung weiterhin beibehalten haben[13].

Sogar Kinder sind anfällig für die Verletzung der Beckenbodenmuskulatur durch Überdehnung. Ein Artikel darüber namens „Mein Kind, mein Lehrer“ wurde im Frühling 1998 in einer Ausgabe des „New Vegetarian and Natural Health Magazine“ publiziert[15]. Der Artikel konzentriert sich auf die Vorteile der natürlichen Hocksitzhaltung für Kinder und enthält zahlreiche Berichte, daß viele Fälle von Bettnässerei durch diese einfache Verhaltensänderung behoben werden konnten.

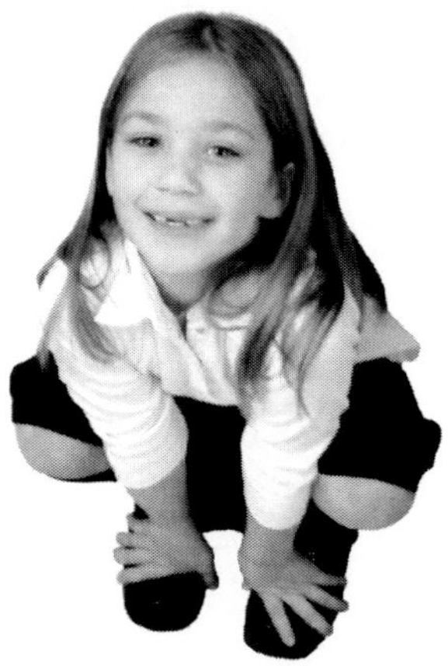

Kolitis (Darmentzündung) und Morbus Crohn

Die Internetseite http://www.crohnsresource.com definiert Morbus Crohn wie folgt:

> ...eine chronische und schwere Entzündungserkrankung des gastrointestinalen Traktes (= Magen- und Darmtrakt), von welcher mehr als 500.000 Amerikaner betroffen sind. Menschen, die unter Morbus Crohn leiden, können eine Vielzahl von Symptomen aufweisen, darunter Durchfall, Unterleibskrämpfe und -schmerzen, Fieber, rektale Blutungen sowie Appetits- und Gewichtsverlust...die Ursache von Morbus Crohn konnte bis jetzt nicht entdeckt werden.

Entzündliche Darmerkrankungen (die amerikanische Abkürzung dafür ist IBD – Inflammatory Bowel Disease) beinhalten Morbus Crohn, Colitis ulcerosa and Reizdarmsyndrom. Von entzündlichen Darmerkrankungen sind ungefähr zwei Millionen Amerikaner betroffen und diese Erkrankungen haben vernichtende Konsequenzen. Laut der Homepage der medizinischen Universität von Maryland muß zwanzig bis vierzig Prozent der Patienten, die an Colitis Ulcerosa leiden, letzten Endes der Darm chirurgisch entfernt werden. Über siebzig Prozent der Patienten, die unter Morbus Crohn leiden, sind gezwungen, sich zu irgendeinem Zeitpunkt ihres Krankheitsverlaufs Teile des Darms entfernen zu lassen.

Wie aus einer Studie des Ärzteblattes „*The Lancet*“[21] hervorgeht, sind entzündliche Darmerkrankungen örtlich auf die Länder der westlichen Welt begrenzt. Ein Artikel aus dem Jahr 1997 berichtet: „In der letzten Hälfte dieses Jahrhunderts kam es zu einem Anstieg der Häufigkeit von entzündlichen Darmerkrankungen in den entwickelten Ländern,“ stellt aber gleichzeitig „*...die offensichtliche Abwesenheit von entzündlichen Darmerkrankungen in den Entwicklungsländern*“ fest.

Für viele Jahre haben die Forscher vermutet, daß es an der unterschiedlichen Ernährungsweise liegen muß, welche die Bevölkerungen der Entwicklungsländer vor entzündlichen Darmerkrankungen schützt. „Was sonst könnte es sein?“ Sie haben nicht realisiert daß diese Kulturen keine einförmige Ernährungsweise haben. Zum Beispiel ernähren sich die Massai Rinderhirten in Zentralafrika fast ausschließlich von Fleisch. Die Hindus aus Indien hingegen sind Vegetarier. Andere Bevölkerungsgruppen leben von Fisch, oder gar von Insekten.

Als sie ihre Hypothese testeten, waren die Ärzte zu folgender Schlußfolgerung gezwungen: „Keine spezielle Ernährungsweise hat sich als wirksam herausgestellt, entzündliche Darmerkrankungen zu vermeiden oder zu behandeln.“ (entnommen von der Internetseite der „University of Chicago Hospitals“).

Gegenwärtig ist eine andere Theorie unter Epidemiologen (Seuchenforschern) populär. Sie glauben, daß die Kinder in den Entwicklungsländern durch die Verseuchung von Nahrungsmitteln und Wasser mit Fäkalien bzw. Fäkalkeimen „auf natürliche Art und Weise“ gegen entzündliche Darmerkrankungen „geimpft werden“. In anderen Worten, die westliche Welt sei zu keimfrei und daher könne das Immunsystem die nötigen Antikörper nicht produzieren.

Diese Theorie spiegelt ein häufiges Mißverständnis über die „überlegene Hygiene“ in der entwickelten Welt wider. Westliche Länder sind stolz auf ihren hohen Hygienestandard, sind aber in Unkenntnis darüber, daß ihre „*innere* Reinlichkeit“ im Vergleich mit dem Rest der Welt schlecht abschneidet.

Darmhygiene beruht auf der Effektivität der täglichen Darmentleerung. Menschliche Wesen sind dafür ausgelegt, ihre Körperentleerungsfunktionen in der natürlichen Hocksitzhaltung auszuführen. Um sich vollständig entleeren zu können, benötigt der Darm eine Kompression durch die Oberschenkel. Weiters muß der Puborektalmuskel entspannt und die Ileozäkalklappe des Dünndarms geschlossen sein. (Siehe dazu die Diagramme auf den Seiten 20 und 21).

Da diese Voraussetzungen in einer herkömmlichen Sitzposition nicht eingehalten werden, macht es die Sitztoilette unmöglich, den Darm komplett zu entleeren. Unvollständige Entleerung bewirkt, daß Exkremente in den unteren Regionen des Darms liegenbleiben. In diesen Gebieten können sich schädliche Bakterien in Kolonien ausbreiten, was zu einer Entzündung des umliegenden Gewebes führt.

Abhängig davon, in welchen Gebieten des Darms dies passiert und welche Bakterienarten beteiligt sind, bezeichnet man die Entzündung unter verschiedenen Namen. Appendizitis, Divertikulitis, Colitis ulcerosa und Morbus Crohn können alle als unterschiedliche Formen von Darmerkrankungen betrachtet werden. (Ileitis werden wir etwas später besprechen.)

Aus diesem Grund ist der Faktor, der die Entwicklungsländer vor diesen Erkrankungen bewahrt, nicht in hygienisch schlechten Verhältnissen zu suchen, sondern gerade im Gegenteil in der natürlichen Sauberkeit des Darmes, welche sich durch eine korrekte Darmentleerung, wie sie von der Natur vorgesehen ist, ergibt.

Die Wichtigkeit der korrekten Sitzhaltung auf der Toilette wird auch von historischen Beweisen untermauert. Entzündliche Darmerkrankungen und das Reizdarmsyndrom haben sich im Westen zum Ende des 19. Jahrhunderts ausgebreitet, also zu einem Zeitpunkt, als Sitztoiletten mehr und mehr üblich wurden[22,28].

Diese Erklärung wird auch von einem Artikel in der „HealthScout News“ vom 5. Februar 2002 namens „E. Coli Bakterien werden mit entzündlichen Darmerkrankungen in Verbindung gebracht“ bestätigt:

> Eine Darminfektion, welche durch einen Stamm bekannter Bakterien ausgelöst wird, könnte mit der Entwicklung von entzündlichen Darmerkrankungen in Zusammenhang stehen, zeigt eine neue Studie. Französische Forscher berichten, daß eine erhöhte Auseinandersetzung des Immunsystems zwischen Escherichia Coli und den Zellen der Darmwand zu den Symptomen führen könnte, von denen Menschen, die an einer entzündlichen Darmerkrankung leiden, betroffen sind. Ihre Forschungsergebnisse zeigen, daß Antibiotika möglicherweise ein nützliches Hilfsmittel zur Behandlung von entzündlichen Darmerkrankungen darstellen.

Eine andere Form von Morbus Crohn nennt sich „Ileitis“ bzw. Dünndarmentzündung. Diese Erkrankung ist das Ergebnis, wenn Exkremente während des Darmentleerungsprozesses in den Dünndarm zurückgedrückt werden.

Die ileozäkale Klappe ist so gebaut, daß sie diesen giftigen „Rückfluß“ verhindert – aber dies funktioniert nur in der natürlichen Hocksitzhaltung zuverlässig. Die ileozäkale Klappe muß vom rechten Oberschenkel unterstützt werden, um dem Druck widerstehen zu können, der während des Entleerungsprozesses aufgebaut wird.

Eine ausführlichere Erklärung, wie der Dünndarm verseucht wird, befindet sich in den Kapiteln „Appendizitis“ und „Vergiftung des Dünndarms“.

Die Anatomie und Demographie (d.h. Bevölkerungswissenschaft) von entzündlichen Darmerkrankungen legen nahe, daß sich die natürliche Hocksitzhaltung für die Vorbeugung als nützlich erweisen würde. Einzelne Beweise deuten auch auf ihr Potential als Behandlungsmethode hin. Herr Wallace Bowles, ein australischer Forscher, hat die medizinische Literatur ausführlich gesichtet und hat von ehemaligen Benutzern der herkömmlichen Sitzposition stammende Berichte über die Auswirkungen der natürlichen Hocksitzhaltung gesammelt:

> Ich habe Berichte von Personen zwischen 5 und 45 Jahren erhalten, bei denen Morbus Crohn diagnostiziert worden ist. Sie zeigen, daß entzündliche Darmerkrankungen am positivsten reagieren, wenn der kumulative Schaden, der durch die Darmentleerung in der herkömmlichen Sitzposition ausgelöst wurde, durch die Umstellung auf die natürliche Hocksitzhaltung reduziert wird. Von entzündlichen Darmerkrankungen betroffene Menschen, die ihre Sitzposition auf der Toilette auf die natürliche Hocksitzhaltung umgestellt haben, berichten über signifikante Verbesserungen innerhalb von ein paar Wochen und darüber, daß im Laufe der Zeit alle Symptome dieser schrecklichen Erkrankungen verschwanden. [Anmerkung des amerikanischen Autors der amerikanischen Originalausgabe:

Diese Aussage entstammt einer persönlichen Kommunikation mit Herrn Bowles.]

Es ist klar, daß mehr Forschung über diese Dinge benötigt wird, aber diese Forschung kann ja einfach und noninvasiv (d.h. ohne medizinischen Eingriff in den Körper) durch jeden Gastroenterologen oder jedermann, der selbst an Kolitis oder Morbus Crohn leidet, durchgeführt werden. Jeder Erfolg durch die Umstellung auf die natürliche Hocksitzhaltung kommt also nicht nur dem einzelnen Patienten zugute, sondern hilft auch, diese Strategie zur Vermeidung von entzündlichen Darmerkrankungen zu verifizieren (d.h. zu überprüfen).

Darmkrebs

Der Darm ist ein Schlauch, ca. 1,5 bis 1,85 Meter lang, der den Stuhl aus dem Dünndarm aufnimmt und diesen mittels regelmäßiger muskulärer Kontraktionen (d.h. Zusammenziehungen) in den Enddarm weiterbefördert. Während diesem Prozeß wird dem Stuhl vom Körper kontinuierlich Wasser entzogen, um eine Dehydration (Wassermangel) zu vermeiden. Wenn der Weiterbeförderungsprozeß aus irgendeinem Grund unterbrochen wird, kann der durch den Wasserentzug vor sich gehende Austrockungsprozeß dazu führen, daß sich Exkremente zementartig an den Wänden der Darmwand festsetzen.

Die herkömmliche Sitztoilette behindert diesen Weiterbeförderungsprozeß, weil sie vier grundsätzliche Voraussetzungen nicht erfüllt (siehe dazu die Diagramme auf den Seiten 20 und 21):

1. Der Sigmadarm (der Ort, an dem Darmkrebs am häufigsten auftritt) muß für eine komplette Darmentleerung vom linken Oberschenkel unterstützt werden. Der Oberschenkel hebt den Sigmadarm und öffnet die Knickstelle (Sigmaschlaufe bzw. Sigmaschlinge), wo er sich mit dem Enddarm verbindet.

2. Das Zäkum (der Ort, an dem Darmkrebs am zweithäufigsten auftritt) muß für eine komplette Entleerung vom rechten Oberschenkel leergedrückt werden, was die Exkremente aufwärts in den aufsteigenden Darm drückt.

3. Dem Enddarm (der Ort, an dem Darmkrebs am dritthäufigsten auftritt) muß es ermöglicht werden, den Puborektalmuskel entspannen zu können, der dafür ausgelegt ist, die Kontinenz zu bewahren.

4. Der gesamte Darm muß, bei sicher geschlossener ileozäkaler Klappe, komprimiert werden, um den notwendigen Druck für die Darmentleerung zu generieren.

Die Sigmaschlaufe bzw. die Sigmaschlinge, die mit dem Enddarm verbunden ist (siehe Diagramm auf Seite 21), oben in Punkt 1 erwähnt, dient einem wichtigen Zweck und zwar der Vermeidung von Inkontinenz. Sie „bremst“ die Bewegungen der Peristaltik (d.h. die muskulären Weiterbeförderungsbewegungen des Darmes) und reduziert dadurch den Druck auf den Puborektalmuskel.

Aus Sicherheitsgründen hat die Natur der Darmentleerung absichtlich Hindernisse in den Weg gelegt, welche nur mithilfe der natürlichen Hocksitzhaltung vollständig überwunden werden können. In jeder anderen Haltung befindet sich der Darm standardmäßig im „Kontinenzmodus“. Das ist der Grund, warum herkömmliche Sitztoiletten dem Darm die Unterstützung durch die Oberschenkel vorenthalten und der Darm durch den Puborektalmuskel abgeschnürt wird.

Diese Hindernisse machen die Darmentleerung schwierig und unvollständig – so als ob man versucht, ein Auto zu fahren, ohne die Handbremse zu lösen. Chronisch unvollständige Darmentleerung führt in Kombination mit dem dauernden Wasserentzug durch den Körper dazu, daß Exkremente sich an der Darmwand festsetzen. Der Durchgang wird damit zunehmend verengt und die Zellen beginnen zu ersticken. Wenn der Darm diesen Giften über einen längeren Zeitraum ausgesetzt wird, löst dies oft bösartige Mutationen aus.

Diese Erklärung legt nahe, daß Darmkrebs mit Verstopfung in Verbindung steht. In einem Bericht des medizinischen Journals *„Epidemiology“*[3] steht: „Personen, die regelmäßig unter Verstopfung leiden, haben ein vierfach größeres Risiko, Darmkrebs zu entwickeln als Personen, die keine Verstopfungsbeschwerden haben.“ Die Studie stellte auch fest, daß die Benutzung von kommerziellen Abführmitteln mit einem „substantiell erhöhten Risiko von Darmkrebs“ einhergeht.

Eine Lektion aus den Entwicklungsländern

Im Gegensatz zu den „verstopften“ westlichen Gesellschaften sind die Entwicklungsländer offensichtlich nicht vom Darmkrebs betroffen, wie in „Science News Online“ vom 15. Februar 2003 berichtet wird:

> Jedes Jahr wird bei ungefähr 150.000 Menschen Darmkrebs diagnostiziert, allein in den Vereinigten Staaten. Obwohl diese Erkrankung die vierthäufigste Todesursache bezogen auf die krebsbedingte Sterblichkeit darstellt, ziehen sich in den Entwicklungsländern nur wenige Menschen diese Erkrankung zu.

Über Jahrzehnte haben Forscher versucht, eine Erklärung für die Abwesenheit von Darmkrebs in den Entwicklungsländern zu finden. Der Artikel in „Science News Online“ (wie oben zitiert) spekuliert, daß möglicherweise E. Coli Bakterien im Wasser und in den Nahrungsmitteln auf irgendeine Art und Weise das Wachstum von Krebszellen im Darm hemmen. Diese Theorie spiegelt den üblichen Glauben wieder, daß unsere Gesellschaft „sauber“ und die Gesellschaft in den Entwicklungsländern „dreckig“ sei.

In Bezug auf die „Darmsauberkeit“ ist genau das Gegenteil wahr. Was die Bevölkerungen der Entwicklungsländer vor Darmerkrankungen bewahrt, ist die natürliche „Darmsauberkeit“, die ein Resultat der natürlichen und von der Natur so vorgesehenen Darmentleerung ist. Im Gegensatz dazu führt unsere erfundene Toilettensitzhaltung dazu, daß Exkremente im Darm verbleiben – die Hauptursache für Darmkrebs und entzündlichen Darmerkrankungen.

Dr. Burkitts Fehler

Durch das Fehlen dieses Wissens haben sich die Forscher auf Ernährungsfaktoren konzentriert. Sie haben wiederholt versucht zu beweisen, daß eine ballaststoffreiche Ernährung Darmkrebs verhindert. Diese Theorie stammt aus den frühen siebziger Jahren, als Dr. Denis Burkitt (1911-1993), ein britischer Missionarsarzt, über einen dramatischen Unterschied in der Häufigkeit von Darmkrebs in Amerika und Afrika berichtete.

Gemäß seinem Artikel im „Journal of the Royal Society of Medicine“ tritt *Darmkrebs fast 15 mal so häufig bei schwarzen Amerikanern als bei Afrikanern auf*[40].

Dr. Burkitt glaubte, daß der hohe Anteil an Ballaststoffen in der afrikanischen Ernährung die Eingeborenen vor Darmerkrankungen bewahren würde. Im Gegensatz dazu haben wenigstens drei große Studien gezeigt, daß die Ballaststofftheorie falsch ist, wie von der „Associated Press“ berichtet wurde:

Studie: Ballaststoffe können Krebs nicht verhindern

Von Emma Ross -- AP Medical Writer
13. Oktober 2000

> LONDON (AP) – Es sammeln sich die Beweise, daß eine ballaststoffreiche Ernährung Darmkrebs doch nicht verhindern kann, wobei eine neue Studie sogar darauf hindeutet, daß ein bestimmter Ballaststofftyp schädlich für den Darm sein könnte. Die Theorie, daß eine ballaststoffreiche Ernährung den zweithäufigsten Killerkrebs abwehren könnte, gibt es seit den siebziger Jahren, aber die Beweise dafür waren nie ausreichend stark. Das Konzept begann letztes Jahr in sich zusammenzufallen, als die erste von drei großen U.S. Studien herausfand, daß die ballaststoffreiche Ernährungsweise keinen Effekt hatte.
>
> In der neuesten Studie, die diese Woche im medizinischen Journal „The Lancet“ publiziert wurde, haben europäische Forscher festgestellt, daß präkanzeröses Wachstum bzw. Darmpolypen mit etwas höherer Wahrscheinlichkeit bei Personen wiederauftrat, die einen bestimmten Typ von Ballaststoffen zu sich nahmen.

Der oben erwähnte Artikel erschien am 13. Oktober 2000. Fünf Jahre später sind medizinische Forscher – mit ihrer Weisheit am Ende – immer noch dabei, dieselbe längst diskreditierte Theorie zu testen. Am 14. Dezember 2005 berichtete der „Boston Globe“ über den neuesten Versuch der „Harvard School of Public Health“:

> Das Essen einer große Menge von ballaststoffreichen Gemüsen, Früchten und Vollkornprodukten reduziert offenbar nicht die Chancen einer Person, an Darmkrebs zu erkranken, wie Forscher in einer der größten Studien über die populäre und seit langer Zeit bestehende Theorie, wie man den dritthäufigsten Krebs verhindern könne, herausgefunden haben....
>
> „Diese Theorie wurde zu einer modernen Legende“, sagt Dr. David Ryan, der medizinische Direktor des gastrointestinalen Krebszentrums am „Massachusetts General Hospital“. „Es wird eine lange Zeit brauchen, diese Theorie wieder zu zerlegen.“ ....

Dr. Burkitts Rehabilitierung

Dr. Denis Burkitt hat offensichtlich geraten – falsch geraten – und hat damit die westliche Welt über drei Jahrzehnte auf den Holzweg geführt. Zu seiner Verteidigung jedoch sollte man erwähnen, daß er sich der Gesundheitsvorteile der natürlichen Hocksitzhaltung bewußt war. Sein Bestseller aus dem Jahr 1979 „*Don't Forget Fiber in Your Diet*“ (welches in neun verschiedene Sprachen übersetzt wurde) erkennt an, daß der in Afrika übliche Gebrauch von Hocksitztoiletten hinsichtlich dem Schutz vor Darmkrebs und anderen Erkrankungen ebenso wichtig sein könnte wie die dortige Ernährung.

Westliche Forscher ignorierten diese Hypothese, zum Teil weil sie die Toilettenhaltung als ein Tabuthema betrachteten. Sie glaubten vermutlich auch, daß die westliche Welt niemals zu der natürlichen Hocksitzhaltung zurückkehren könne, selbst wenn jemand beweisen würde, daß Sitztoiletten schädlich sind. Also haben sie ganz einfach gehofft, daß eine veränderte Ernährungsweise ausreichen würde.

Jetzt, da die Ballaststofftheorie klar gescheitert ist, werden sie Dr. Burkitts alternative Erklärung neu überdenken müssen. Sie wären von der Offenheit der Bevölkerung gegenüber eine einfachen Verhaltensänderung, welche viele Leben retten könnte, überrascht.

Verstopfung

Verstopfung, besonders wenn diese chronisch ist, kann sehr schädigende Auswirkungen auf den Darm haben. Der Darm entzieht dem Verdauungsbrei ständig Wasser mit dem Ziel, den flüssigen Verdauungsbrei in feste Form zu bringen. Im Ergebnis führt dies dazu, daß – soferne die Darmentleerung nicht regelmäßig und vollständig geschieht – der Verdauungsbrei trocknet und wie Zement an den Wänden der Darmwand haftenbleibt.

Es wurde gezeigt, daß Verstopfung das Risiko von Darmkrebs[3] erhöht und Divertikulose und Appendizitis zur Folge hat. „Der Gebrauch von kommerziellen Abführmitteln im Laufe eines ganzen Lebens wird auch mit einer Zunahme des Risikos von Darmkrebs in Verbindung gebracht.“ [3]

Die natürliche Hocksitzhaltung verhindert Verstopfung auf vier Wegen (sehen Sie dazu auch die Diagramme auf den Seiten 20 und 21):

1. Die Schwerkraft erledigt den Großteil der Arbeit. Das Gewicht des Rumpfes drückt gegen die Oberschenkel und sorgt auf natürliche Weise dafür, daß der Darm komprimiert wird. Sanfter Druck durch das Zwerchfell unterstützt dabei die Schwerkraft.

2. Die ileozäkale Klappe, die zwischen dem Darm und dem Dünndarm liegt, ist richtig verschlossen, was den Darm vollständig druckdicht macht und ihm erlaubt, den nötigen Druck aufzubauen. Der Druck bewirkt einen natürlichen Abführprozeß. In der herkömmlichen Sitzposition ist die ileozäkale Klappe nicht gestützt und nicht vollständig dicht, was es dem Darm erschwert, den nötigen Druck aufzubauen.

3. Die natürliche Hocksitzhaltung entspannt den Puborektalmuskel, welcher ansonsten den Enddarm einschnürt, um die Kontinenz sicherzustellen.

4. Die natürliche Hocksitzhaltung hebt den Sigmadarm und „entriegelt“ damit die Sigmaschlinge am Eingang des Enddarmes. Diese Schlinge bzw. Schlaufe hilft auch dabei, Inkontinenz zu vermeiden, indem sie den Druck auf den Puborektalmuskel zum Teil reduziert.

Zusammenfassend ist festzustellen, daß der Darm mit einem „Einlaßventil“ (der ileozäkalen Klappe) und einem „Auslaßventil“ (dem Afterschließmuskel) ausgerüstet ist. Die natürliche Hocksitzhaltung schließt gleichzeitig das „Einlaßventil“, um den Dünndarm sauber zu halten und öffnet das „Auslaßventil“, damit die Exkremente störungsfrei aus dem Darm entweichen können. Die herkömmliche Sitzposition vereitelt den Zweck beider Ventile und macht damit den Entleerungsprozeß schwierig und unvollständig und führt dazu, daß der Dünndarm verschmutzt wird.

Der Afterschließmuskel, den man üblicherweise als das „Auslaßventil“ betrachtet, ist tatsächlich gar nicht in der Lage, selbständig Inkontinenz zu verhindern. Dies funktioniert nur kurzfristig durch eine bewußte Willensanstrengung und ist damit nur für kurzfristige „Notfälle“ geeignet. Um die Kontinenz zu bewahren, muß der Puborektalmuskel den After kontinuierlich „zuhalten“. Dieses Zuhalten wird in der herkömmlichen Sitzposition aber nicht „abgeschaltet“, daher muß der After zwangsweise durch Pressen geöffnet werden. Derartige wiederholte Überbeanspruchung durch Pressen kann über eine Anzahl von Jahren zu Hämorrhoiden führen, welche daher auch als eine Erkrankung, die durch wiederholte „Preßüberlastung“ hervorgerufen wird, eingestuft werden kann.

Einige Ärzte haben seit langer Zeit den Zusammenhang zwischen Sitztoiletten und Verstopfung erkannt. Beispielsweise hat der Arzt F.A. Hornibrook in seinem Buch namens „*The Culture of the Abdomen*“, welches im Jahre 1933 publiziert wurde, folgendes festgestellt:

> Die natürliche Haltung des Menschen während der Darmentleerung ist die natürliche Hocksitzhaltung, wie man sie bei

> Feldarbeitern oder Eingeborenen beobachten kann. Die Mode, in Gestalt der ordinären Wassertoilette, verhindert die Entleerung des unteren Darmes auf dem Weg, den die Natur vorgesehen hat. So kommt es beim Entleerungsprozeß zu einer großen Belastung aller inneren Organe.
>
> Es ist keine Übertreibung zu sagen, daß allein die Übernahme der natürlichen Hocksitzhaltung in nicht geringem Maße helfen würde, eine der hartnäckigsten schlechten Angewohnheiten des weißen Mannes abzuschaffen...und zwar die herkömmliche Sitzmethode und die daraus resultierende Verstopfung, mit welcher sich die meisten behaglich arrangiert haben in dem Glauben, eben nichts dagegen machen zu können.

Diese Meinung findet auch Anklang im Buch „Our Common Ailment" des Autors H. Aaron, welches im Jahre 1938 publiziert worden ist:

> Wenn die Oberschenkel in dieser Haltung gegen die Muskeln des Unterleibes gedrückt werden, wird der Druck im Unterleib erheblich erhöht, sodaß der Enddarm sich vollständiger entleeren kann. Unsere Toiletten sind nicht nach unseren körperlichen Bedürfnissen konstruiert. Toilettendesigner können eine Menge Gutes für die Menschen tun, wenn sie ein wenig Physiologie (d.h. den körperlichen Aufbau des Menschen und seine Funktionen) studieren und den Sitz so konstruieren würden, daß dieser eine vernünftige Entleerung des Darmes erlaubt. [6]

Vergiftung des Dünndarms

Dr. William Welles, ein in San Diego ansässiger Chiropraktiker (bzw. Chiropraktor), erkannte, daß die „moderne" Toilette bei 70 bis 80 Prozent der Bevölkerung die Verseuchung des Verdauungssystems bewirkt.

Die ileozäkale Klappe, zwischen dem Dünndarm und dem Grimmdarm gelegen, ist dazu ausgelegt, den Rückfluß von Verdauungsbrei bzw. Exkrementen zu verhindern (siehe dazu das Diagramm auf Seite 21). Falls diese Klappe nicht dicht ist, können E. Coli Bakterien in den Dünndarm gelangen und dort in den Blutstrom übergehen. Dies stellt eine Belastung für die Leber dar, da sie die dadurch verursachten Giftstoffe entfernen muß.

Die „Invasion" mit Fäkalbakterien kann auch eine Entzündung des Dünndarms hervorrufen. Diese Erkrankung nennt man „Ileitis" und ist eine Form der entzündlichen Darmerkrankungen.

Laut Dr. Welles:

> Meine Entdeckung einer dysfunktionalen (nicht korrekt funktionierenden) ileozäkalen Klappe bei durchschnittlich 80 Prozent meiner Patienten wird auch von der modernen Medizin bestätigt. Es wird bei Darmoperationen und bei radiologischen Untersuchungen des Darmes mittels Bariumeinlauf so oft festgestellt, daß die ileozäkale Klappe nicht korrekt funktioniert, daß man annimmt, daß die Klappe von Natur aus fehlerhaft konstruiert ist.[2]

Aufbauend auf den Forschungen von F.A. Hornibrook nahm Dr. Welles an, daß für die „fehlerhafte" Konstruktion nicht die Natur verantwortlich war, sondern der *Mensch*:

> Hornibrook führt aus, daß die Bauweise der westlichen Toiletten sich den Gesetzen der Natur widersetzt, indem sie den Benutzer dazu zwingt, nach unten zu pressen und zwar ohne die „oberschenkelgestützte" natürliche Unterstützung durch die

> Bauchdecke, welche (Unterstützung) man hätte, wenn man sich in der natürlichen Hocksitzhaltung befinden würde. [2]

Anschließend benutzte er einen Muskeltest um seine Hypothese zu bestätigen:

> Wenn Individuen in der Haltung saßen, die von der westlichen Toilette vorgegebenen wird und nach unten preßten, um sich des Darminhaltes zu entledigen, wurden die Muskeln sofort schwach und die ileozäkale Klappe wurde „aufgedrückt" ... Die ileozäkale Klappe aber ist von kritischer Wichtigkeit für das Darmschlauchsystem und ihre Dysfunktion ist eine der Grundursachen vieler Erkrankungen der modernen Zivilisation.... [2]

In seinem Artikel diskutiert Dr. Welles auch viele andere Erkrankungen und Leiden, die sich aus der Benutzung herkömmlicher Sitztoiletten ergeben – inklusive Darmkrebs, Hämorrhoiden, Hernien (d.h. Leistenbruch bzw. andere „innere Brüche") und Beckenorganvorfall. Er schließt seine Ausführungen mit einigen starken Ratschlägen:

> Schieben Sie Ihre vorgefaßten Meinungen, was normal ist und was nicht, zur Seite und benutzen Sie Ihren rationalen Verstand um das zu beurteilen, was oben erläutert wurde. Zu jedem Zeitpunkt der Geschichte ist es möglich, auf vergangene Zivilisationen zurückzuschauen und große Fehler in ihren Verhaltensweisen zu entdecken. Ich glaube, daß zukünftige Generationen eines Tages auf unsere abnormale Gewohnheit, die „moderne" Toilette zu benutzen, zurückschauen werden – und daß sie dabei erschaudern werden. [2]

Divertikulose and Hernien (Leistenbruch und andere)

Divertikulose ist eine Art von Hernie, die aufgrund der chronischen Überbeanspruchung durch zu hohen Preßdruck bei der Entleerung des Darmes über mehrere Jahre hervorgerufen wird. Die äußeren Schichten des Darmes reißen, was es den inneren Schichten (der Schleimhaut) erlaubt, in Beuteln bzw. Taschen hervorzutreten bzw. auszustülpen. Es verhält sich ähnlich wie der innere Schlauch eines Autoreifens, der sich durch Schwachstellen in einem abgefahrenen Reifen nach außen stülpt.

Divertikulose tritt normalerweise im Sigmadarm auf, d.h. im unteren linken Bereich des Unterleibs. Um eine Internetseite des Medical College of Wisconsin zu zitieren:

> Etwa die Hälfte aller Amerikaner im Alter zwischen 60 und 80 Jahren (und praktisch jeder über 80) leiden unter Divertikulose. Wenn der Beutel bzw. die Tasche sich infiziert bzw. sich entzündet, nennt man dies Divertikulitis. Dieser Vorgang passiert bei 10 bis 25 Prozent der Personen, die von Divertikulose betroffen sind...
>
> ...Divertikulitis kann zu Komplikationen wie Infektionen, Perforationen (Durchbruch bzw. Durchlöcherung), Einrissen, Verstopfungen oder Blutungen führen. Diese Komplikationen bedürfen immer der (chirurgischen) Behandlung, um zu verhindern, daß diese fortschreiten und schwere(re) Erkrankungen auslösen. [1]

Diese Statistiken scheinen nahezulegen, daß Divertikulose einen unausweichlichen Bestandteil des Älterwerdens darstellt. Dr. Berko Sikirov, ein israelischer Arzt, der eine erfolgreiche klinische Studie über die Benutzung der natürlichen Hocksitzhaltung zur Behandlung von Hämorrhoiden durchgeführt hat, stellt dies in Abrede:

> Darmdivertikulose ist das Ergebnis von zu starker Beanspruchung des Darmes durch zu hohen Preßdruck während des

> Darmentleerungsprozesses, was durch die Gewohnheit des westlichen Menschen, seinen Darm in einer Sitzposition zu entleeren, ausgelöst wird. Dieses Verhalten ist typisch für den westlichen Menschen. Das Ausmaß der Beanspruchung während des Darmentleerungsprozesses und beim Pressen in einer Sitzhaltung ist wenigstens drei Mal so stark wie in einer Hocksitzhaltung. Die letztere Entleerungshaltung ist typisch für die Benutzer einer Latrinengrube in unterentwickelten Nationen.
>
> Dar Darm eines westlichen Menschen wird einer lebenslangen Überbeanspruchung durch zu hohen Preßdruck ausgesetzt, was zu einem Ausstülpen der Schleimhaut durch die Darmwand an den Punkten des geringsten Widerstandes führt. Diese Hypothese deckt sich mit aktuellen Forschungsergebnissen über den Verlust der Elastizität der Darmwandmuskeln, der Verteilung der Divertikel entlang der Darmwand und mit den epidemiologischen Daten über die Entwicklung der Divertikelerkrankung zu einem medizinischen Problem und ihre geographische Häufigkeit. [9]

Die geographische (Krankheits)häufigkeit, die Dr. Sikirov erwähnt, wird von der angesehenen medizinischen Internetseite http://www.medicinenet.com bestätigt:

> Die Divertikulose ist in der westlichen Welt üblich, aber extrem selten in Gebieten wie Asien und Afrika.

Die Mainstream-Medizin hat im Hinblick auf Divertikulose niemals die Bedeutung der Körperhaltung während der Darmentleerung in Betracht gezogen. Sie macht für die hohe Krankheitshäufigkeit in unserer Gesellschaft eine „Ernährung mit einer nicht ausreichenden Menge von Ballaststoffen“ verantwortlich. Aber sie bietet keine Beweise an, um ihre Theorie zu untermauern. (Dieselbe Theorie wurde über Jahrzehnte zur Erklärung des Darmkrebs benutzt, bis sie durch mehrere aktuelle Studien widerlegt wurde – sehen Sie dazu Seite 45.)

Ein Auszug der „*Mayo Clinic on Digestive Health*“ veranschaulicht einen üblichen Trugschluß, den man dazu gebraucht, diese Theorie zu begünstigen:

> Divertikulose trat nach der Einführung von Stahlwalzwerken auf, welche den Anteil von Ballaststoffen in Mehl und anderen Getreidearten stark reduzierte. Diese Erkrankung wurde in den Vereinigten Staaten erstmals in den frühen Jahren des 20. Jahrhunderts beobachtet, zu einer Zeit, als industriell hergestellte Nahrungsmittel zum Rückgrat der amerikanischen Ernährungsweise wurden. [23]

Die Ärzte der Mayo Klinik haben Recht, wenn sie eine technologische Innovation für das Fortschreiten der Divertikulose verantwortlich machen. Aber sie waren sich offensichtlich nicht der Tatsache bewußt, daß die Einführung der Stahlwalzwerke mit der Massenproduktion des „Porzellanthrons“ einher ging. [22]

Dr. Denis Burkitt, der britische Chirurg der die Ballaststoff-Theorie populär gemacht hat, befürwortete auch die Benutzung von Hocksitz-Toiletten, um Divertikulose und Hiatushernien (Zwerchfellbruch) zu verhindern [41]. Sein einziger Fehler war die Annahme, daß die Ernährung der entscheidende Faktor und die Hocksitzhaltung der untergeordnete Faktor sei, anstatt genau umgekehrt.

Die Haltung auf einer Sitztoilette überanstrengt den Sigmadarm durch zu hohen Preßdruck auf drei Wegen (sehen Sie dazu die Diagramme auf den Seiten 20 und 21):

1. Der Enddarm wird vom Puborektalmuskel eingeschnürt und muß durch anstrengendes Pressen aufgezwängt werden.

2. Da der Darmausgang also blockiert ist, gelangen Exkremente zurück in den Sigmadarm, wo diese liegenbleiben und einen ständigen Druck auf die Darmwände ausüben.

3. Der Darm wird seiner natürlichen Unterstützung durch die Oberschenkel beraubt, die ihm während der Darmentleerung in der natürlichen Hocksitzhaltung zur Verfügung stehen würde. Wie oben erwähnt, ist die Divertikulose eine Art von Hernie. In der natürlichen Hocksitzhaltung dienen die Oberschenkel derselben Funktion wie ein Gürtel, den ein Gewichtheber zur Verhinderung einer Hernie trägt.

95 Prozent der Divertikuloseerkrankungen treten im Sigmadarm auf. Das liegt am scharfen Knick bzw. der scharfen Schlaufe, wo der Sigmadarm mit dem Enddarm verbunden ist. Dr. William Welles erklärt:

> Sobald man beim Darmentleerungsprozess ohne die entsprechende Unterstützung durch die Oberschenkel preßt, erhöht dies den Knickwinkel an dieser Kreuzung und dies beschränkt die Ausscheidungsmenge auf die Menge, die sich unterhalb des Knickes befindet [2]

Die Anstrengung durch das Pressen ist daher kontraproduktiv – aber unausweichlich – solange wir darauf bestehen, auf der Toilette eine unnatürliche Sitzhaltung zu benutzen. Die selbstverschuldete Verletzung namens „Divertikulose“ ist das unabwendbare Ergebnis.

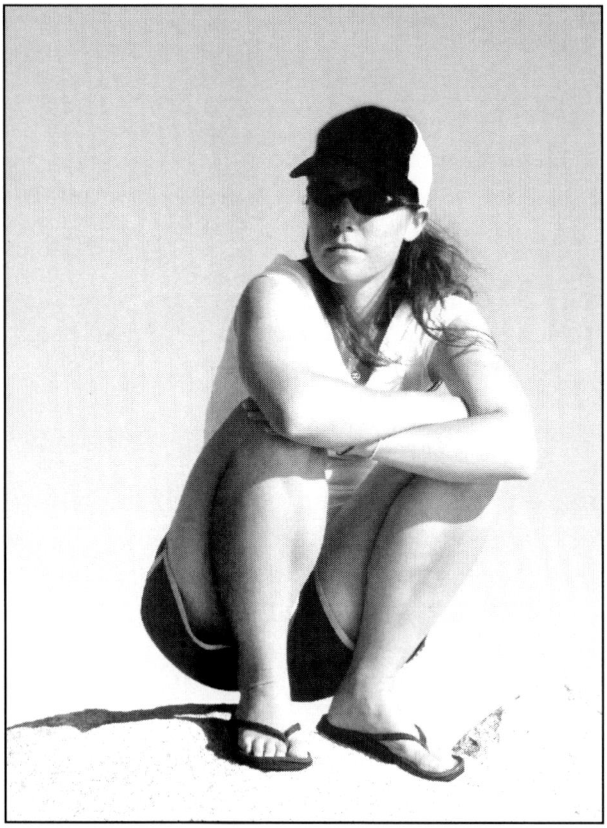

Gynäkologische Funktionsstörungen

Jedes Jahr werden mehr als 600.000 operative Gebärmutterentfernungen in den Vereinigten Staaten durchgeführt. Ungefähr ein Drittel aller amerikanischen Frauen unterziehen sich dieser Operation im Alter von 60 Jahren.

Diese Operationen werden durchgeführt um mit einer Anzahl von Erkrankungen wie Gebärmutterfibrom (= gutartige Geschwulst in der Gebärmutter), Endometriose, Gebärmuttervorfall und Krebs fertigzuwerden. Mehr Informationen über Gebärmutterentfernungen kann man auf der Internetseite des „National Women's Health Information Center" finden.

Laut dieser Internetseite „kennt niemand den Grund" all dieser Erkrankungen. Aber die Tatsache, daß eine von drei Frauen ihre Gebärmutter entfernen lassen muß zeigt, daß etwas in unserer Gesellschaft grundsätzlich falsch läuft.

Vor dem 19. Jahrhundert waren Gebärmutterentfernungen derart selten, daß die meisten Ärzte den Standpunkt vertraten, daß es „unwahrscheinlich ist, daß man eine Gebärmutterentfernung überleben kann".[32] Der steile Anstieg von Gebärmuttererkrankungen zum Ende des 19. Jahrhunderts, begleitet von einem ähnlichen Anstieg in der Anzahl der Prostataerkrankungen[33], führen zum Verdacht, daß diese beiden Trends irgendwie miteinander verbunden sind.

Diese Verbindung wurde deutlicher, als die Ärzte mehr über ein anderes übliches Beckenbodenproblem in Erfahrung brachten: Die Harnblaseninkontinenz. Sie fanden heraus, daß diese typischerweise durch einen Schaden am Pudendusnerv ausgelöst wird, welcher den Beckenboden mit dem Rückenmark verbindet. Dieser Schaden konnte auf eine „Überdehnungsverletzung" zurückverfolgt werden – ausgelöst durch ein fortschreitendes Absinken des Beckenbodens.

Warum der Beckenboden absinkt

Der australischer Forscher Wallace Bowles hat die plausibelste Erklärung für die große Anzahl von Beckenbodenvorfällen in der westlichen Welt geliefert. (Andere Wissenschaftler, einschließlich Dr. William Welles, einem Chiropraktiker aus San Diego, stellten voneinander unabhängig dieselbe Theorie auf.)[2] Sie beobachteten, daß das plötzliche Auftreten von Erkrankungen des Beckenbodens nahe dem Ende des 19. Jahrhundert mit dem Aufkommen der Sitztoiletten einherging.[22]

Weiters stellten sie fest, daß der „Porzellanthron" ein „ergonomischer Alptraum" ist, weil man dazu gezwungen wird, das „Valsalva Manöver" (d.h. den Atem anhalten und unter Zuhilfenahme des Zwerchfells nach unten pressen) durchzuführen. Kein Tier benutzt diese Vorgehensweise. Der Beckenboden wurde nicht dafür ausgelegt, einer derartigen Belastung Tag für Tag standzuhalten.

Wie alle Primaten ist auch der Mensch von seiner körperlichen Bauweise dafür ausgelegt, zur Darmentleerung die natürliche Hocksitzhaltung zu benutzen, da diese den Darm entleert, ohne irgendeinen Druck auf den Beckenboden auszuüben. Anstatt mit den Lungen abwärts zu drücken, drückt man *aufwärts* mit den Oberschenkeln und zwar auf folgende Art und Weise (sehen Sie dazu auch die Diagramme auf den Seiten 20 und 21):

Der rechte Oberschenkel drückt den Inhalt des Zäkums aufwärts in den aufsteigenden Darm. Der linke Oberschenkel drückt und hebt den Sigmadarm und öffnet damit die Sigmaschleife an der Stelle, wo sie sich mit dem Enddarm verbindet. Die natürliche Hocksitzhaltung entspannt außerdem den Puborektalmuskel (das „Auslaßventil") und erlaubt es diesem, sich vollständig zu öffnen.

Eine konventionelle Toilette vereitelt diesen Zweck mit ihrer „raffinierten" Bauweise. Zu versuchen, den Darm in der herkömmlichen Sitzposition zu entleeren, ist so als ob man versucht, ein Auto zu fahren, ohne die Handbremse zu lösen. Frustriert drückt man umso stärker und überlastet damit den Beckenboden mehrmals am Tag.

Mit den Jahren sinkt der Beckenboden nach und nach weiter ab und dehnt damit den Pudendusnerv über seine natürlichen Belastungsgrenzen hinaus.

Wie ein Schaden am Pudendusnerv eine Erkrankung hervorrufen kann

Eine Beschädigung dieser Nerven hat schwere Konsequenzen für die Gesundheit des Beckens. Die Gebärmutter und die Eierstöcke benötigen konstante Rückmeldungen vom Gehirn, um die richtige hormonale Balance aufrechtzuerhalten. Der Pudendusnerv liefert außerdem die benötigte elektrische Energie – die „Lebensenergie“ – von denen alle zellularen Aktivitäten abhängig sind.

Wenn man den Beckenorganen diese Quelle der Energie und Intelligenz abschneidet, werden sie gestört und anfällig für Erkrankungen. Krebs, Endometriose und Gebärmutterfibrome können als verschiedene Formen von „Demenz“ auf zellularer Ebene betrachtet werden.

Die Erkrankung Endometriose liefert außerdem eine gute Veranschaulichung wie sich Zellen verhalten, wenn sie den Kontakt mit dem Gehirn verlieren. Diese Erkrankung bewirkt, daß die Zellen, die die Gebärmutter beschichten, „abwandern“ und sich an anderen Organen anlagern – ähnlich wie bei einer Alzheimer Patientin, die vergessen hat, wo sie lebt.

Endometriose ist eine schmerzhafte, chronische Erkrankung, von der fünfeinhalb Millionen Frauen und Mädchen in den Vereinigten Staaten und Kanada betroffen sind – und Millionen mehr weltweit (gemäß Daten der „Endometriosis Association“). Endometriose ist der zweihäufigste Grund für Gebärmutterentfernungen.

Warum Frauen anfälliger sind

Die Beschädigung der Beckenbodenmuskeln durch Überdehnung ist die Grundursache der meisten Beckenerkrankungen und Frauen sind davon viel öfter betroffen als Männer. Ein Grund besteht darin, daß der Vaginalkanal eine „strukturelle Lücke" aufweist, welche anfälliger für die einzigartige Belastung ist, die eine herkömmliche Sitztoilette mit sich bringt.

Die wiederholte Benutzung des „Valsalva Manövers" zwingt in vielen Fällen die Gebärmutter, die Blase, den Enddarm oder den Dünndarm in diese Lücke. Diese Hernien nennt man Gebärmuttervorfall, Zystozele (Einstülpung der Harnblase in die vordere Scheidenwand, „Harnblasenvorfall"), Rektozele (Aussackung der Mastdarmvorderwand in die Scheide) und Enterozele (Darmbruch). Die Bezeichnung „Beckenorganvorfall" deckt all diese Erkrankungen ab.

Rhonda Kotarinos hat den Titel eines „Master of Science" und ist eine renommierte Physiotherapeutin, die viele Ärzte an der „Stanford Medical School" in Techniken zur Behandlung von Beckenbodenproblemen ausgebildet hat. In einem aktuellen Lehrvortrag für die Mitglieder des „International Cystitis Network" erläuterte sie, daß die *Darmentleerung mittels dem Valsalva Manöver über einen langen Zeitraum zu Beckenorganvorfall führt.* [38]

Das Risiko eines Vorfalls ist während der Geburt sogar noch größer, da hier das Valsalva Manöver mit der maximalen Stärke ausgeführt wird. Hier wiederum sind die modernen Toiletten als Schuldige zu nennen, weil sie die Frauen von ihrer natürlichen Geburtshaltung entfremdet haben, für die sie von Natur aus bestimmt wären. Wie im Schwangerschaft- und Geburtskapitel (siehe Seite 76) verdeutlicht, öffnet nur die natürliche Hocksitzhaltung den Geburtskanal zur Gänze und macht das Valsalva Manöver damit so gut wie unnötig.

Das ist der Grund, warum Frauen in den Entwicklungsländern „verhältnismäßig wenig von Beckenbodenproblemen betroffen sind" [35], während die Vereinigten Staaten jährlich mehr als 10 Milliarden US Dollar für rekonstruktive (wiederherstellende) Beckenchirurgie und 26 Milliarden US Dollar zur Behandlung von Harnblaseninkontinenz ausgeben. [36]

Die hohe Kaiserschnittrate ist eine weitere Konsequenz der Benutzung der herkömmlichen Geburtshaltung. Denn das natürliche (vaginale) Kinderkriegen wird gefürchtet, weil es in einer unnatürlichen und gefährlichen Haltung ausgeführt wird. 31,1 Prozent der Geburten in den Vereinigten Staaten im Jahre 2006 wurden mittels Kaiserschnitt durchgeführt. [37]

Die Ansicht der Gynäkologen

Die meisten Gynäkologen sind sich über die Wichtigkeit der natürlichen Hocksitzhaltung für die Körperfunktionen nicht im Klaren. Sie glauben, daß das weibliche Fortpflanzungssystem anfällig für verschiedene Erkrankungen ist, weil es „schlecht konstruiert" sei. In medizinischen Schulen wird ihnen beigebracht, daß der Beckenboden für Vierfüßer ausgelegt sei und daß er die Beckenorgane von Frauen, die auf zwei Beinen gehen, nicht tragen könne. In anderen Worten ausgedrückt, sie behaupten, daß die Natur inkompetent sei.

Aber ihre Theorie ignoriert die Tatsache, daß der Beckenboden während der menschlichen Geschichte ordentlich funktioniert hat, von seltenen Ausnahmen abgesehen. Erst seit kurzer Zeit erreichen Erkrankungen wie der Beckenbodenvorfall in den modernen westlichen Ländern epidemische Ausmaße. In der Bevölkerung der Entwicklungsländer, die die natürliche Hocksitzhaltung verwenden, sind diese Erkrankungen ziemlich selten.

> ...Afrikanische und asiatische Frauen scheinen [von Beckenbodenproblemen] kaum betroffen zu sein. [35]
>
> (Beckenboden)vorfälle scheinen in den Entwicklungsländern vergleichsweise unbekannt zu sein, trotz der viel größeren Anzahl von Müttern, die mehrere Schwangerschaften hatten. ... [34]

Diese Beweise haben die westlichen Ärzte verblüfft, da dies ihren Annahmen, daß der Beckenboden für Zweifüßer ungeeignet sei, widerspricht. Ihre übliche Antwort auf diesen Umstand ist die Behauptung, daß das Problem ganz einfach „unterdiagnostiziert" sei (d.h. nicht oft genug diagnostiziert werde). Wie die Vierfüßertheorie selbst wird auch diese Behauptung ohne jegliche unterstützende Beweise vorgebracht.

Beispielsweise lautet die Weiterführung des letzten o.a. Zitates: "Es ist unsicher, ob es sich hier um einen wirklichen Unterschied handelt, oder ob sich Frauen in den Entwicklungsländern schlicht weniger beschweren“.

Aber diese Frauen müssen, nur um zu überleben, anstrengende körperliche Arbeiten verrichten. Tägliche Hausarbeiten, wie das Tragen von Wassereimern, das Bestellen der Felder und das Waschen von Kleidung per Hand. Beckenhernien würden sie praktisch zu Invaliden (Körperbehinderten) machen.

Wenn sie sich nicht beschweren, dann kann das nur bedeuten, daß ihre Beckenorgane nicht durch das gewohnheitsmäßige Verwenden des Valsalva Manövers verschoben sind. Weiters könnte kein noch so großes Ausmaß an Gleichmut die vielen Symptome des Vorhandenseins von Inkontinenz verbergen, welche das andere bedeutende Zeichen einer Beckenbodendysfunktion darstellt.

Ein Konflikt der Interessen

Um auf Rektozele und andere Formen des Vorfalles zu testen, bitten Gynäkologen ihre Patienten, das Valsalva Manöver auszuführen, was dazu führt, daß der Vorfallsbereich sich nach außen wölbt. Sie sind sich darüber im Klaren, daß der exzessive Gebrauch dieses Manövers auch einen Vorfall überhaupt erst *auslösen* kann. Dennoch hat die kulturelle Engstirnigkeit bewirkt, daß sie diese Überbeanspruchung (durch zu hohen Preßdruck) als unausweichlich ansehen.

„Unausweichliche“ Erkrankungen bedeuten einen sicheren Arbeitsplatz, also sind Gynäkologen schnell bei der Hand, wenn es darum geht die Möglichkeit zu verwerfen, daß „Frauenprobleme“ verhindert werden könnten. Gewaltige Geldsummen stehen auf dem Spiel und diese erzeugen einen offensichtlichen Interessenskonflikt.

> Die durchschnittlichen Kosten für eine Gebärmutterentfernung bewegen sich im Bereich von 7.000 bis 16.800 US Dollar ... die jährlichen Kosten für Gebärmutterentfernungen in den Vereinigten Staaten überschreiten 5 Milliarden US Dollar. [26]

> ... die jährlichen Kosten für die chirurgische Behandlung eines Vorfalls im Genitalbereich haben allein in den Vereinigten Staaten die 10 Milliarden US Dollar Grenze überschritten. [36]

Glücklicherweise haben einige wenige Gynäkologen eine etwas visionärere Ansicht. Dr. Stuart Stanton und Dr. Ajay Rane, welche auf den Seiten 30 und 31 zitiert wurden, empfehlen dringend die natürliche Hocksitzhaltung zur Aufrechterhaltung der Beckengesundheit. Andere Ärzte haben den Schaden, der von ihren Kollegen durch unnötige chirurgische Operationen angerichtet wurde, verurteilt. Richard W. Te Linde (1894-1989) war der Herausgeber des "Standard textbook on gynecological surgery". Er wird im Frühjahr 2004 im "Whole Woman Newsletter" folgendermaßen zitiert:

> ...In der Ausübung der Gynäkologie hat man mehr als ausreichende Gelegenheiten zu beobachten, daß zahllosen Frauen zu Gebärmutterentfernungen geraten wird, obwohl dafür keine angemessenen Indikationen (= Angebrachtheit von medizinischen Maßnahmen) vorliegen...Ich bin geneigt zu glauben, daß der bedeutendste Einzelfaktor beim Vorantreiben von unnötigen Gebärmutterentfernungen in einem Wissensmangel in der gynäkologischen Krankheitslehre besteht...

Ein Fallbeispiel

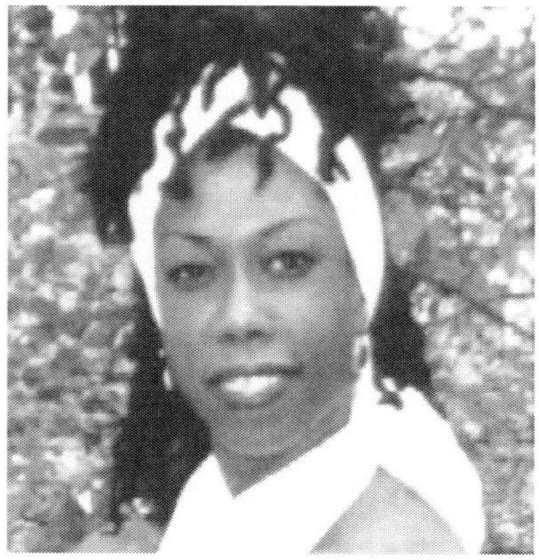

Dr. Akilah El ist eine Naturheilpraktikerin mit einem tiefen Verständnis (und persönlichen Erfahrungen) der gynäkologischen Krankheitslehre. Im Jahre 1991, als sie noch eine Studentin war, wurde ihr Gebärmutterhalskrebs und Gebärmutterfibrome diagnostiziert. Ohne die düsteren Warnungen ihres Gynäkologen zu beachten, hat sie sich selbst ohne die Anwendung von Drogen, Chirurgie oder Bestrahlungen geheilt.

Einen Schlüsselfaktor in ihrer Genesung stellte die Übernahme der natürlichen Hocksitzhaltung zur Darmentleerung dar. Diese verminderte den Druck auf den Beckenboden und dies erlaubte dem Pudendusnerv, sich selbst zu reparieren. Auf diese Art und Weise wurden die Beckenorgane wieder mit dem zentralen Nervensystem verbunden – der Energie und Intelligenz, die uns vor Erkrankungen schützt.

Dr. Akilah hat wiederholt die Effektivität dieser einfachen Veränderung des Lebensstils im Rahmen der gynäkologischen Hilfe an ihren Patienten verifizieren können. Die Resultate haben sie überzeugt, daß „98 Prozent aller Gebärmutterentfernungen sinnlos und gefährlich" sind. Dr. Akilah hat weiters ihr Selbstheilungsprogramm auf einer Audiokassette namens „Healing Our Womb – The Cause, Cure and Prevention of Uterine Fibroids" zusammengefaßt.

Herzinfarkt

Dr. Berko Sikirov ist ein israelischer Arzt, der über 20 Jahre damit verbracht hat, die Effekte von exzessiver Überbeanspruchung durch starkes Pressen aufgrund der Benutzung von Sitztoiletten zu studieren. Seine Forschungen über Hämorrhoiden und Divertikulose werden in diesem Buch an anderer Stelle besprochen.

Im Jahre 1990 hat er einen Artikel namens "Sind Herzkreislaufanfälle während der Darmentleerung unvermeidlich?" publiziert. Er beginnt mit einer Beschreibung des Problems:

> Wahrscheinlich wurde jeder Arzt, der die Notfallmedizin ausübt, schon einmal mit tragischen Fällen von plötzlichem Tod auf der Toilette konfrontiert. Patienten mit akuten Herzproblemen sind besonders anfällig für exzessive Überbeanspruchung durch starkes Pressen, was mit der Darmentleerung auf einer herkömmlichen Sitztoilette einhergeht. Daher ist es auf kardiologischen Stationen üblich, Abführmittel oder Stuhlerweicher zu verabreichen, in der Hoffnung, die Belastung des Darmentleerungsvorganges auf den Patienten zu reduzieren ...[10]

Der Artikel setzt sich mit einer Erklärung, wie man die durch die herkömmliche Toilette ausgelöste Überlastung des Darmes durch die Übernahme der natürlichen Hocksitzhaltung vermeiden kann, fort. In der folgenden Zusammenfassung benutzt Dr. Sikirov den Ausdruck „Valsalva Manöver“, d.h. das Herunterdrücken des Zwerchfells, während man gleichzeitig den Atem anhält.

Gemäß dem „American Heritage Dictionary“ erhöht dieses Manöver den Druck innerhalb der Brusthöhle und hemmt die venöse Rückkehr des Blutes zum Herzen. Ein anderer Ausdruck, der etwas tiefer verwendet wird, ist „Synkope“, was Ohnmacht bzw. Kollaps bedeutet.

> Herz-Kreislaufanfälle während der Darmentleerung sind zu einem erheblichen Grad die Konsequenz einer (für den Menschen) unnatürlichen sitzenden Darmentleerungshaltung auf

> einem gewöhnlichen Toilettensitz oder einer Bettpfanne. Exzessive Überbeanspruchung durch zu hohen Preßdruck durch intensiv wiederholte Valsalva Manöver sind in der herkömmlichen Sitzposition nötig, um den Darm zu entleeren. Das Valsalva Manöver beeinträchtigt das Herz-Kreislaufsystem auf negative Weise und ist daher der auslösende Faktor von Darmentleerungssynkopen und Tod.
>
> Das Herz-Kreislaufsystem eines gesunden Mannes widersteht der intensiven und wiederholten Belastung durch die Darmentleerung, während ein gefährdetes Herz-Kreislaufsystem möglicherweise versagt, was in Synkopen (Ohnmacht bzw. Kollaps) oder sogar dem Tod resultiert. Die Darmentleerung in der natürlichen Hocksitzhaltung wird mit einer verminderten Belastung in Verbindung gebracht und könnte viele dieser tragischen Fälle vermeiden. [10]

Neben der Belastung für das Herz führt das Valsalva Manöver auch zu Beckenorganvorfall, wie in diesem Buch in den Kapiteln über gynäkologische Funktionsstörungen, Schwangerschaft und Prostataleiden besprochen wird.

Hämorrhoiden

Umfragen deuten darauf hin, daß in westlichen Ländern bis zu 50 Prozent der Bevölkerung über 40 Jahren an Hämorrhoiden leiden könnte. 8

Die übliche Erklärung für ihr Fehlen in den Entwicklungsländern ist „eine ballaststoffreiche Ernährung“. Eine Internetrecherche über die Häufigkeit von Hämorrhoiden liefert viele Male die folgende Aussage, die sorgfältig formuliert wurde, um eine kausale Verbindung herzustellen: „In Bevölkerungsgruppen, welche sich ballaststoffreich ernähren, gibt es eine sehr geringe Häufigkeit von Hämorrhoiden.“

Das medizinische Establishment hat die Ballaststofftheorie ohne Beweise akzeptiert, weil man keine anderen Erklärungen für die dramatisch niedrigere Häufigkeit von Hämorrhoiden in den Entwicklungsländern finden konnte. Sie ignorierten die Tatsache, daß diese Bevölkerungen einer sehr breiten Vielzahl von Ernährungsformen nachgehen. Die Rinderhirten der Massai ernähren sich fast ausschließlich von Fleisch. Die Hindus aus Indien sind Vegetarier. Andere Gruppen leben von Fisch, oder sogar von Insekten.

Die Forscher wußten auch nichts von einem anderen, sehr wichtigen Faktor, der diese Daten erklären könnte: die Benutzung von Hocksitz-Toiletten. Dieser Faktor hat drei Vorteile gegenüber der Ballaststofftheorie:

1. Er ist widerspruchsfrei und durchgängig hinsichtlich sämtlicher Entwicklungsländer.

2. Er betrifft direkt die Anatomie der Hämorrhoiden.

3. Er wurde von publizierten klinischen Studien belegt.

Die Forschungen wurden von Dr. Berko Sikirov, einem israelischen Arzt, der die Effekte der natürlichen Hocksitzhaltung auf Hämorrhoiden-Patienten studierte, durchgeführt. Die Resultate wurden 1987 im

„Israel Journal of Medical Sciences“ [7] publiziert. Im Jahre 1996 war diese Studie das Thema eines Artikels im *„Townsend Letter for Doctors and Patients“* [8].

Zwanzig männliche und weibliche Patienten, die von Hämorrhoiden unterschiedlicher Ausprägung und unterschiedlichen Schweregraden betroffen waren, nahmen an der Studie teil. Sie hatten alle konventionellen Behandlungsmöglichkeiten mit keinem oder nur sehr geringem Erfolg ausgeschöpft. Zwei der Patienten wurden mit der Gummibandligaturmethode behandelt (diese besteht darin, die Hämorrhoiden durch ein darübergestülptes Gummiband abzuklemmen).

Die Patienten unterzogen sich zu Beginn der Studie einer Darmspiegelung. Anschließend wurden sie angewiesen, ihre Toilettengewohnheiten auf zwei verschiedene Arten zu verändern: einerseits sollten sie solange warten, bis der Drang sich zu entleeren ausreichend stark geworden war (um Überbeanspruchung durch Pressen zu vermeiden) und andererseits sollten sie die natürliche Hocksitzhaltung zur Darmentleerung verwenden. Die Darmspiegelung wurde nach einem Jahr wiederholt.

Von den 20 Patienten berichteten 18 innerhalb von einigen wenigen Tagen bis hin zu einigen wenigen Monaten eine signifikante Reduktion oder ein komplettes Ausbleiben der Symptome. Das Ausbleiben einer Verbesserung bei zwei weiteren Patienten „könnte man der Entwicklung von faserartigem Gewebe in der unteren Schleimhaut als Folge der Gummibandligatur zuschreiben.“ [7]

Nachfolgende Untersuchungen, die zwischen 12 und 30 Monaten später an den anderen 18 Patienten (d.h. 90 % der Studienteilnehmer) durchgeführt wurden, zeigten keine Rückkehr der Symptome. Eine Grafik die sich auf der Internetseite http://www.NaturesPlatform.com befindet, zeigt die Resultate die von den insgesamt 20 Patienten erreicht wurden. Eine detaillierte Beschreibung der Forschungsergebnisse von Dr. Sikirov kann im U.S. Patent #4,819,277 nachgelesen werden (ein Link darüber befindet sich auf der Homepage http://www.NaturesPlatform.com).

Dr. Sikirovs Schlußfolgerung ist, daß Hämorrhoiden ein Resultat von kontinuierlicher Verschlechterung und kontinuierlicher Situationsverschärfung durch exzessives Pressen und der damit verbundenen Überbelastung in der Sitzposition sind. Pressen ist notwendig, um die Einengung des Enddarmes, der so gebaut ist, daß er die Kontinenz bewahrt (siehe Diagramm auf Seite 21), zu überwinden. Wenn diese ständige „Beleidigung“ des Körpers durch eine Rückkehr in die natürliche Hocksitzhaltung abgestellt wird, kann der natürliche Heilungsprozeß ohne Hindernisse vonstatten gehen.

Die Wichtigkeit der Darmentleerung in der natürlichen Hocksitzhaltung ist Gastroenterologen nicht unbekannt. Dr. Michael I. Freilich, ein pensionierter Darmchirurg aus Marina Del Rey, Kalifornien, kommentierte vor kurzem:

> Damals im Jahr 1979, als der frühere Präsident Carter ein Hämorrhoidenproblem hatte, hat mich das „Time Magazine“ angerufen und mich nach der Ursache von Hämorrhoiden gefragt. In dem Magazin wurde ich wie folgt zitiert: *„Der Mensch ist nicht dafür ausgelegt, auf einer Toilette zu sitzen, sondern dazu, sich in einem Feld mittels der natürlichen Hocksitzhaltung zu entleeren.*“

Selbst das Standardlehrbuch „Bockus *Gastroenterology*“ enthält die Bemerkung: „Die ideale Haltung zur Darmentleerung ist die natürliche Hocksitzhaltung, die Oberschenkel zum Bauch hingebeugt. Auf diese Weise wird die Aufnahmekapazität der Bauchhöhle stark vermindert und der Druck im Bauch wird erhöht, was die Entleerung begünstigt …“ [11]

Leider geben die meisten Gastroenterologen vor, daß sie über den therapeutischen Wert der natürlichen Hocksitzhaltung nicht Bescheid wüßten. Bevor sie ihr Einkommen leiden lassen, lassen sie statt dessen lieber ihre Patienten leiden.

Schwangerschaft und Geburt

Geburtshilfetrainer weisen Frauen immer darauf hin, das Valsalva Manöver zu verhindern, welches darin besteht, den Atem anzuhalten, während man preßt. Dies übt großen Druck auf die Gebärmutter und den Beckenboden aus.

Leider ist dieses Manöver unvermeidlich, wenn man eine konventionelle Toilette benutzt. Das ist der Grund, warum werdende Mütter ihre tägliche Darmentleerung als eine solch unbequeme und frustrierende Erfahrung erleben. Verstopfung während der Schwangerschaft wird als „normal“ betrachtet, da die meisten Ärzte sich in Unkenntnis über die abnormale Bauweise unserer modernen Toiletten befinden.

Abgesehen von der Verbesserung der Darmentleerung erweist sich die Darmentleerung in der natürlichen Hocksitzhaltung auch auf anderen Wegen während der Schwangerschaft als hilfreich:

1. Hämorrhoiden, von denen bis zu 50 Prozent der schwangeren Frauen betroffen sind, werden vermieden (gemäß der Internetseite http://www.aHealthyMe.Com).

2. Indem das Ansammeln von Giften im Darm vermieden wird, steht dem wachsenden Embryo eine sauberere, gesündere Umgebung zur Verfügung.

3. Es wird die Flexibilität entwickelt, die für eine Geburt in der vorteilhaftesten und natürlichsten Haltung benötigt wird. Die natürliche Hocksitzhaltung öffnet den Geburtskanal vollständig und hilft, den Beckenboden vor Verletzungen zu bewahren.

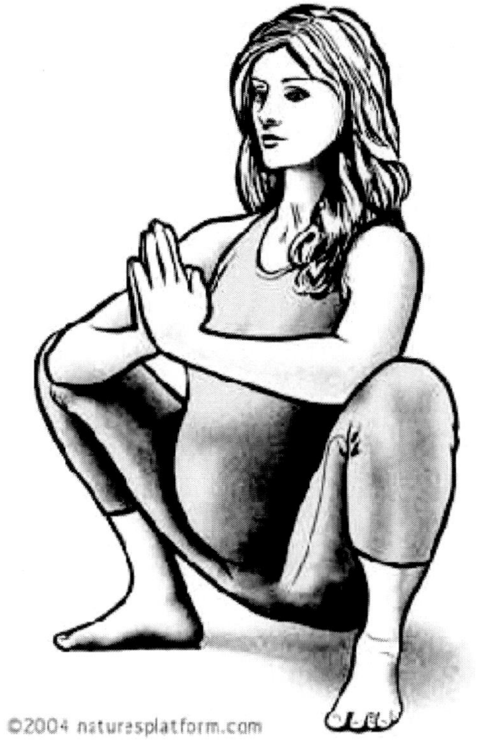

Diese Yogahaltung nennt man “Malasana Vorbereitung” (englisch: "malasana preparation”). Sie trainiert die benötigte Flexibilität, um eine natürliche Geburt durchzuführen (und hilft bei der Darmentleerung).

Sie funktioniert leichter, wenn der Rücken dabei an einer Wand lehnt.

Eine Studie, die im Jahr 1969 im "*Journal of Obstetrics and Gynaecology of the British Commonwealth*" publiziert wurde, hat herausgefunden, daß die natürliche Hocksitzhaltung den verfügbaren Querschnitt des Geburtskanals um 20 bis 30 Prozent erhöht. [25] Die herkömmliche Sitztoilette hat Frauen unfähig gemacht, längere Zeit in der natürlichen Hocksitzhaltung zu verweilen, welche eine schnellere und bequemere Geburt bei geringerer Anstrengung ermöglichen würde. Sie würde auch die Notwendigkeit von medizinischen Interventionsmaßnahmen wie Geburtszangen, Saugglocken, Epiduralanästhesie (d.h. Rückenmarksanästhesie) und Dammschnitten reduzieren.

Die drastischste Form medizinischer Intervention ist der Kaiserschnitt. 31,1 Prozent aller Geburten in den Vereinigten Staaten im Jahre 2006 wurden mittels Kaiserschnitt[37] vorgenommen. Diese alarmierende Statistik zeigt, daß Frauen ihre Fähigkeit, natürlich zu gebären, verlieren. Die moderne Toilette hat Frauen von ihrer natürlichen Geburtshaltung entfremdet, für die sie ausgelegt wären.

Die konventionellen Entbindungshaltungen – liegend oder in einer Quasi-Sitzposition – verschließen den Geburtskanal um 20 bis 30 Prozent[25]. Das Baby wird als eine Art „Keil" benutzt, um den Geburtskanal aufzuzwängen. Geburtshelfer, die sich in Unwissenheit darüber befinden, was die Blockierung bewirkt, greifen auf Drogen und aufwendige Hilfsmittel zurück, um das Baby zu „extrahieren". Ihre rohen und energischen Verfahrensweisen erhöhen das Risiko einer Verletzung bei Mutter und Kind.

Fast alle Klinikentbindungsräume verbieten die Benutzung der natürlichen Hocksitzhaltung, sodaß die Frauen gezwungen werden, das Valsalva Manöver anzuwenden. Sie halten ihren Atem an und drücken mit all ihrer Kraft – nicht wahrnehmend, daß der Geburtskanal teilweise geschlossen ist. Dieses Manöver bedeutet für den Beckenboden eine enorme Belastung.

Ein übliches Resultat dessen ist ein Schaden am Pudendusnerv, welcher das Becken mit dem Rückenmark verbindet. Der Nervenschaden kann zu Harnblaseninkontinenz und hormonellem Ungleichgewicht führen, da die Verbindung zwischen dem Gehirn und dem Beckenboden zusammenbricht. Postnatale Depressionen (d.h. Depressionen nach der Geburt) sind ein Symptom von hormonellem Ungleichgewicht.

Eine Geburt in der natürlichen Hocksitzhaltung kommt ohne das Valsalva Manöver aus. Abgesehen davon, daß durch die natürliche Hocksitzhaltung der Geburtskanal vollständig geöffnet wird, drückt diese Haltung den Bauchraum auf natürliche Weise zusammen und drückt so das Baby weiter, dies ohne große Anstrengungen und ohne den Atem anzuhalten.

Die voll ausgeführte natürliche Hocksitzhaltung vermindert auch das Risiko von Beckenbodenhernien, die oft durch die Überbelastung aufgrund des Pressens während dem Geburtsvorgang ausgelöst werden. Die Harnblase, die Gebärmutter oder der Darm können sich von ihrem vorgesehenen Platz verschieben und in die Vagina gedrückt werden. Diese Hernien sind in der westlichen Welt extrem verbreitet. In den Entwicklungsländern hingegen, wo man die natürliche Hocksitzhaltung verwendet, sind Frauen „von Beckenbodenproblemen verhältnismäßig wenig betroffen". [35]

Menschliche Wesen sollten in der Lage sein, so leicht wie jedes andere Tier zu gebären. Das ist auch bei über zwei Dritteln der Frauen auf der Welt der Fall, da sie dabei dieselbe Haltung einnehmen, die sie ihr ganzes Leben lang für ihre körperlichen Funktionen benutzt haben.

Indem Frauen neu entdecken, wie ihr Körper zu funktionieren ausgelegt ist, kann die Belastung von Schwangerschaft und Geburt stark reduziert werden. Ein Kind zu kriegen wird niemals ohne Mühe möglich sein, aber es kann eine viel sicherere, leichtere und freudevollere Erfahrung sein.

Prostataleiden

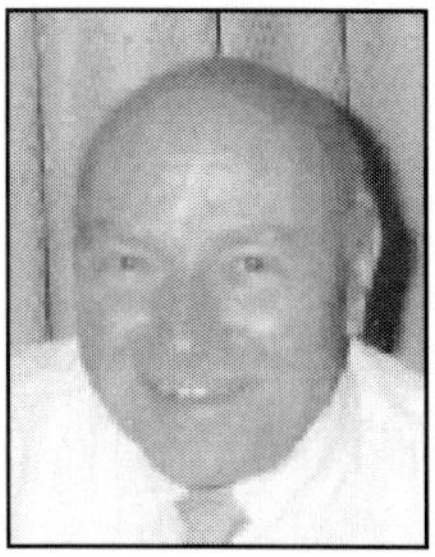

Herr Wallace Bowles ist ein australischer Forscher, der über die Vorteile der natürlichen Hocksitzhaltung im Jahre 1984, im Alter von 52 Jahren, erfahren hat. Als früherer Kampfpilot der Australian Air Force und später als erfahrener Linienpilot arbeitete Herr Bowles im Jahr 1984 für die „Australian Aviation Authority" als Ermittler bei Flugzeugunglücken.

Obwohl er keine formale medizinische Ausbildung hatte, leitete ihn seine intensive Neugier dazu an, die menschliche Anatomie zu studieren, da er herausfinden wollte, warum die natürliche Hocksitzhaltung für die Ausübung der körperlichen Funktionen so viel effektiver war. Er vermutete auch, daß die gewohnheitsmäßige Benutzung von Sitztoiletten möglicherweise für einige der üblichen Störungen, die man nur in westlichen Ländern finden kann, verantwortlich ist.

Als ein Mann in seinen Fünfzigern war Herr Bowles von Natur aus neugierig darauf, eine mögliche Verbindung zu Prostataproblemen zu finden. Er war fasziniert von Beweisen wie dem Folgenden:

USA Today, 5. Januar 2000:

> Afroamerikaner haben das weltweit höchste Risiko, an Prostatakrebs zu erkranken...und trotz hoher Fallzahlen unter Afroamerikanern ist die Häufigkeit von Prostatakrebs in Afrika sehr gering.

Aus der Internetseite http://www.Cancer.gov :

> ....die Häufigkeit des Auftretens von (ärztlich festgestelltem) Prostatakrebs ist bei Männern der westlichen Welt 30 bis 50 mal höher als diejenige bei Männern aus Asien.

Aus der Internetseite http://www.emedicine.com:

Ein existiert ein 200facher Unterschied zwischen afroamerikanischen Männern, welche die Gruppe mit der größten Erkrankungshäufigkeit darstellen und chinesischen, in Asien lebenden Männern, bei welchen die Häufigkeit des Auftretens von Prostatakrebs eine der niedrigsten in der Welt ist.

Abwanderungsstudien enthüllen, daß Migranten (d.h. abwandernde Menschen), die sich von Niedrigrisikobebieten in Hochrisikogebiete begeben, von einer Steigerung der Häufigkeit des Auftretens von Prostatakrebs betroffen sind. In einer Studie erhöhte sich die Krankheitshäufigkeit unter japanischen Immigranten (d.h. Einwanderern) im Zeitraum von einer Generation um das Vier- bis Neunfache, verglichen mit der allgemeinen Häufigkeit von Prostatakrebs in Japan.

Im Zuge seiner Nachforschungen in der medizinischen Literatur traf Herr Bowles auch auf die üblichen Erklärungen für die geringe Häufigkeit des Auftretens von Prostatakrebs in den Entwicklungsländern: Es liege an einer fettarmen und ballaststoffreichen Ernährungsweise. Er stand dieser Theorie skeptisch gegenüber und eine vor einiger Zeit durchgeführte große Studie hat seine Zweifel bestätigt:

Amerikanische Gesellschaft für klinische Onkologie
(American Society of Clinical Oncology) – 30. August, 2002

Über einen Zeitraum von vier Jahren hat eine Ernährungsweise, die wenig Fett, viele Ballaststoffe und viel Obst und Gemüse enthält, keine Auswirkung auf den PSA (prostataspezifisches Antigen) Spiegel von Männern und keinen Einfluß auf die Erkrankungshäufigkeit von Prostatakrebs gezeigt; dies ist das Ergebnis einer Studie von Forschern am „Memorial Sloan-Kettering Cancer Center“, dem „National Cancer Institute“ und sieben anderen Krebszentren.

Herr Bowles ist das Problem auf eine vollkommen andere Weise angegangen. Er vermutete, daß das seltsame Verhalten der Prostata von einem Zusammenbruch im Kommunikations- und Kontrollsystem des Körpers verursacht wird. Die Prostata und die Blase werden vom Pudendusnerv kontrolliert, welcher aus dem Kreuzbein hervorgeht und an der Basis der Wirbelsäule und entlang dem Damm verläuft. Schaden an diesem Nerv kann die Gehirnsignale von und zur Prostata schwächen und damit die Prostata dysfunktional machen.

Bei Frauen wird der Pudendusnerv üblicherweise während einer Geburt verletzt, was zu einer kurzzeitigen oder dauerhaften Harnblaseninkontinenz führt. Verletzungen der Nerven des Beckenbodens ergeben sich oft bei „Instrumentengeburten" (mittels Geburtszangen, Saugglocken usw.) und durch Überlastung wegen dem hohen Preßdruck, der notwendig ist, um die unnatürliche westliche Geburtshaltung zu überwinden. (Mehr Details darüber befinden sich im Kapitel Schwangerschaft und Geburt auf Seite 76).

Aber die Geburt eines Kindes ist nicht der einzige Weg, durch den der Pudendusnerv beschädigt wird. Dies passiert auch Frauen, die nie Kinder hatten – und auch Männern. Herr Bowles hat die Theorie aufgestellt, daß dieselbe Überdehnung des Beckenbodens, wie sie bei einer Geburt in der Liegeposition wegen dem zu hohen Preßdruck auftritt, auch das Resultat der Darmentleerung in der sitzenden Position sein könnte. Die Entleerung des Darmes ist nicht so anstrengend wie eine Geburt, wird dafür aber täglich wiederholt.

Der Beckenboden ist eine Art aus Muskeln bestehende „Hängematte", welche die Harnblase, den Darm und (bei Frauen) die Gebärmutter unterstützt. Der Pudendusnerv verläuft durch den Beckenboden zur Harnblase und zur Prostata. Auf einer konventionellen Toilette wird der Beckenboden nicht unterstützt und wird während der Darmentleerung gewaltsam nach unten gedrückt.

Die Gewohnheit, den Atem anzuhalten und mit dem Zwerchfell zu drücken, wird in der westlichen Gesellschaft als „normal" betrachtet. Aber kein anderes Tier benutzt das Valsalva Manöver. Wie alle Primaten ist auch der Mensch dafür ausgelegt, die natürliche Hocksitzhaltung zu verwenden, welche den Darm entleert, ohne Druck auf den Beckenboden auszuüben.

Statt nach unten mit dem Zwerchfell zu pressen, drückt die natürliche Hocksitzhaltung mithilfe der Oberschenkel nach oben. Das Gewicht des Rumpfes drückt den Darm zusammen, sodaß Pressen unnötig wird. Die natürliche Hocksitzhaltung entlastet außerdem den Puborektalmuskel, damit sich der Enddarm gerade ausrichten kann. Das ist die Methode, die von über zwei Dritteln der Menschheit angewandt wird.

Wie kann eine sitzende Darmentleerung den Pudendusnerv beschädigen? Dieser Nerv verläuft durch den Beckenboden und muß sich jedesmal, wenn das Valsalva Manöver benutzt wird, dehnen. Nerven sind nicht elastisch und können sich nicht sehr weit strecken, ohne beschädigt zu werden. Eine Streckung um 12 Prozent zerstört einen Nerv. [16]

Über die Jahre sinkt die Muskulatur des Beckenbodens immer tiefer und tiefer nach unten, weil sie jeden Tag mehrmals nach unten gedrückt wird. Der Pudendusnerv wird auf diese Art und Weise letzten Endes über seine Belastbarkeit hinaus gedehnt. Er verliert seine Fähigkeit, Gehirnsignale und elektrische Versorgungsenergie zum Beckenbodenbereich weiterzuleiten.

Jede Drüse im menschlichen Körper verlangt nach einem konstanten Feedback (d.h. einer fortwährenden Rückmeldung) durch das Gehirn, um ihr korrektes Funktionieren aufrechtzuerhalten. Ein Schaden am Pudendusnerv unterbricht die Verbindung der Prostata zur steuernden Intelligenz des Körpers. Die Prostata „verliert ihren Verstand" – wie viele Millionen Männer zu ihrer Bestürzung jedes Jahr feststellen.

75% der über 50 Jahre alten männlichen Bevölkerung sind von Prostataerkrankungen betroffen[39]. Diese können drei verschiedene Formen annehmen:

1. *Vergrößerung.*
   Die Prostata kann sich von ihrer normalen Walnußgröße auf die Größe einer Orange oder sogar in noch größerem Ausmaß vergrößern, ohne ein Bewußtsein darüber zu haben, daß sie die Harnröhre einschnürt. Mehr als die Hälfte aller Männer in den Vereinigten

Staaten zwischen 60 und 70 Jahren und 90 Prozent aller Männer zwischen 70 und 90 Jahren weisen gemäß dem „National Cancer Institute" (Nationales Krebsinstitut) Symptome von BPH (Benign Prostatic Hyperplasia – ein amerikanischer Ausdruck für die Vergrößerung der Prostata) auf.

2. *Krebs.*
Die überaktiven Zellen neigen häufig dazu, zu mutieren und bösartig zu werden. Jeden Tag sterben in den Vereinigten Staaten mehr als 100 Männer an Prostatakrebs. Jährlich diagnostizieren Ärzte 184.500 neue Erkrankungsfälle und die Behandlungskosten erreichen die 5 Milliarden US Dollar Grenze (laut der Internetseite http://www.emedicine.com).

3. *Prostatitis (= Entzündung der Prostata).*
"Symptome einer Prostatitis wie zum Beispiel Schmerzen treten in 11 Prozent aller amerikanischen Männer auf und ungefähr 95 Prozent aller Männer, bei denen die Erkrankung als chronische Prostatitis erkannt wird, weisen keine bakterielle Infektion oder entzündete Zellen in der Prostataflüssigkeit auf... chronische Beckenbodenschmerzen könnten durch das Einklemmen des Pudendusnervs (die amerikanische Bezeichnung dafür lautet "Pudendal Nerve Entrapment" (PNE)) verursacht sein." [29]

Der Ausdruck "Einklemmung" bezieht sich auf unterschiedliche Arten von Nervenschäden, inklusive der Überstreckung des Pudendusnervs. Die obige Erklärung könnte auch auf die Harnblasenentzündung zutreffen – eine Erkrankung, die in vielen Fällen keinen erkennbaren Grund zu haben scheint.

Ein Schaden am Pudendusnerv tritt in der Regel allmählich und nach und nach zunehmend auf und es kann daher viele Jahre dauern, bis sich der Schaden manifestiert. Das ist der Grund, warum die Ursache sich bis jetzt der Aufdeckung entzogen hat. Ein anderer Grund besteht in der kulturellen Abgeschiedenheit bzw. Engstirnigkeit. Sitztoiletten werden als normal und natürlich angesehen und gelten als über jeden Verdacht erhaben.

Um seine Theorien zu testen hat Mr. Bowles ein eigenes „Hocksitz"-Gerät entwickelt und gebaut und damit tausende seiner australischen Landsleute ermutigt, die natürliche Hocksitzhaltung zur Darmentleerung zu übernehmen. Hier ist eine Zusammenfassung seiner Resultate:

> Eine derzeit vor sich gehende informelle Studie zeigt, daß sich die Symptome unter der Voraussetzung, daß die Prostatavergrößerung nicht zu weit fortgeschritten ist, allmählich zurückbilden, wenn Männer die sitzende Darmentleerungshaltung aufgeben und statt dessen zur natürlichen Hocksitzhaltung übergehen. Die Studie zeigt, daß die Verbesserung üblicherweise innerhalb von drei Monaten eintritt und daß innerhalb von 6 Monaten ab dem Zeitpunkt der Haltungsveränderung die meisten Männer (inklusive Männer in ihren Siebzigern) ihre normale Prostatafunktion zurückgewinnen. [14]

Herr Bowles kommt zum Schluß, daß sich die beschädigten Nerven im Laufe der Zeit regenerieren, soferne die Quelle des Schadens beseitigt wird. Viele der befragten Personen berichteten außerdem von bedeutenden Verminderungen in ihren PSA (prostataspezifisches Antigen) Spiegeln, nachdem sie zur natürlichen Hocksitzhaltung übergegangen waren.

Herr Wallace Bowles hat das Konzept der „Nervenüberdehnungsverletzung des Beckenbodens" nicht erfunden. Er hat ganz einfach realisiert, daß diese selbstverschuldete Verletzung von der universellen Gewohnheit, die Darmentleerung in einer sitzenden Position auszuführen, bewirkt wird. Aus diesem Grund kam er zu dem Schluß, daß der „Porzellanthron" höchstwahrscheinlich die Schuld an dieser mysteriösen Epidemie von Beckenerkrankungen bei Männern und Frauen, welche die westliche Welt plagen, hat.

Dieses „Heureka!" eines pensionierten Flugunglückermittlers wird vielleicht eines Tages als eine der größten Entdeckungen in der Geschichte der Medizin anerkannt werden.

Sexuelle Dysfunktion

Die vorangehenden Kapitel haben beschrieben, wie die gewohnheitsmäßige Benutzung von Sitztoiletten den Beckenboden „beleidigt“ und eine „Überdehnungsverletzung“ des Pudendusnervs hervorruft. Diese Verletzung hat viele mögliche Konsequenzen – einschließlich Harnblaseninkontinenz, Prostatastörungen und chronischen Beckenschmerzen.

Ein vor einiger Zeit (Mai 2005) im „*American Journal of Obstetrics and Gynecology*“ erschienener Artikel beschreibt ein weiteres verbreitetes Resultat: Die sexuelle Dysfunktion bei Frauen. Gemäß den Forschern sind bis zu 43 Prozent der Frauen in den Vereinigten Staaten von diesem Problem betroffen. „Reuters Health“ hat den folgenden Bericht herausgegeben:

Ein Nervenschaden könnte der sexuellen Dysfunktion bei Frauen zugrunde liegen

von Anne Harding

Freitag, der 17. Juni 2005

NEW YORK (Reuters Health) – Frauen, die an sexueller Dysfunktion leiden, haben ein erhöhtes Risiko, von einer Verminderung der Berührungsempfindlichkeit im Genitalbereich betroffen zu sein.

„Unsere Daten legen nahe, daß Schädigungen des Pudendusnervs eine Rolle bei der sexuellen Dysfunktion bei Frauen spielen.“ Dr. Kathleen Connell und ihre Kollegen schreiben im „American Journal of Obstetrics and Gynecology“.

Trotzdem bleiben die Ursachen dieser nervenbedingten Anomalie unklar, teilte die „Connell of Yale School of Medicine“ in New Haven, Connecticut, Reuters Health mit. "Ich denke dies ist ein Gebiet, das wir noch weiter erforschen müssen, weil wir keine guten Erklärungen haben. Es ist für uns immer noch ein Rätsel.

Die Erklärung, die im Kapitel gynäkologische Störungen auf Seite 60 gegeben wurde, sollte diesen Ärzten helfen, dieses Rätsel zu lösen. Sobald sie den Grund für diese „Nervenüberdehnungsverletzung des Beckenbodens“ verstehen, können sie ihren Patienten praktische Anweisungen geben, wie man dies verhindern kann.

Obwohl die Studie nur Frauen getestet hat, ist auch der Beckenboden von Männern für diese Art von Schädigung anfällig, wie im Kapitel über Prostataleiden auf Seite 80 erklärt wurde. Ein Nervenschaden ist auch bei Männern der wahrscheinlichste Grund für sexuelle Dysfunktion.

Glücklicherweise können sich beschädigte Nerven regenerieren, wenn sie nicht länger einem täglichen Mißbrauch ausgesetzt werden. Durch die Reparatur der Verbindung zwischen Beckenboden und Gehirn besteht eine Chance, daß man die normalen sexuellen Funktionen wiedergewinnt.

Klinische Studie: Sitzen versus der natürliche Hocksitz

Im April 2002 hat der iranische Radiologe Dr. Saeed Rad eine Studie veröffentlich, die die Effektivität der Darmentleerung in der Sitzposition mit der Effektivität der Darmentleerung in der natürlichen Hocksitzhaltung vergleicht [24]. Eine seiner Schlußfolgerungen bezieht sich auf einen Typus von Hernien den man als Rektozele bezeichnet, was eine Ausstülpung der Vorderwand des Enddarmes in die Vagina bezeichnet.

Dreißig Versuchspersonen nahmen an der Studie teil – 21 Männer und 9 Frauen in einem Altersspektrum von 11 bis 75 Jahren. Jeder Patient erhielt einen Bariumeinlauf, sodaß die innere Mechanik des Darmentleerungsvorganges mit einer Röntgenaufnahme aufgezeichnet werden konnte. Jeder Patient wurde auf diese Art und Weise sowohl bei der Darmentleerung in der herkömmlichen Sitzposition als auch bei der Darmentleerung in der natürlichen Hocksitzhaltung beobachtet und studiert.

Unter Zuhilfenahme dieser Bilder maß Dr. Rad den Winkel an der Stelle, an der der Enddarm auf den Analkanal trifft. An dieser Kreuzung bildet der Puborektalmuskel einen Knick, um die Kontinenz sicherzustellen. Dr. Rad fand heraus, daß der durchschnittliche Winkel 92 Grad betrug, wenn die Probanden (d.h. die Studienteilnehmer) die herkömmliche Sitzposition verwendeten; was diese zwang, sich bei der Entleerung anzustrengen und zu pressen. Wenn die Probanden jedoch Toiletten, die die natürliche Hocksitzhaltung erlaubten, in der Hocksitzhaltung verwendeten, öffnete sich der Winkel auf durchschnittlich 132 Grad. Manchmal erreichte er sogar 180 Grad, was den Austrittskanal zu einer perfekten Gerade machte.

Bei der Benutzung von Hocksitztoiletten berichteten alle Studienteilnehmer darüber, daß sie ihren Darm komplett entleeren konnten. „Die Entspannung des Puborektalmuskels ging auf leichte Art und Weise vonstatten und die Ausrichtung des Enddarmes und des Analkanals zu einer (annähernden bzw. perfekten) Gerade förderte die Darmentleerung. Der Analkanal öffnete sich sehr weit und im Enddarm trat keine Faltenbildung auf.“

In der herkömmliche Sitzposition „trat eine bemerkenswerte Faltenbildung im Enddarm auf, was eine Prädisposition (d.h. eine Vorbestimmtheit) für die Bildung von Rektozeles schaffte und die Entspannung des Puborektalmuskels war unvollständig.“ Alle Studienteilnehmer berichteten, daß der Darmentleerungsprozess sich in der herkömmlichen Sitzposition unvollständig anfühlte.

Dr. Rad hat auch die Entfernung des Beckenbodens vom Damm gemessen. Über die herkömmliche Sitzposition fand er heraus, daß der Beckenboden in einem signifikanten Ausmaß nach unten gedrückt wurde. (Eine detaillierte Besprechung der Verbindung zwischen Sitztoiletten und Beckenorganvorfall – einschließlich Rektozeles – kann im Kapitel über gynäkologische Störungen auf Seite 60 nachgeschlagen werden).

Dr. Rad stellt abschließend fest, daß die Benutzung von Hocksitztoiletten „eine bequemere und effizientere Methode für die Darmentleerung“ als die herkömmlichen Sitztoiletten darstellt.

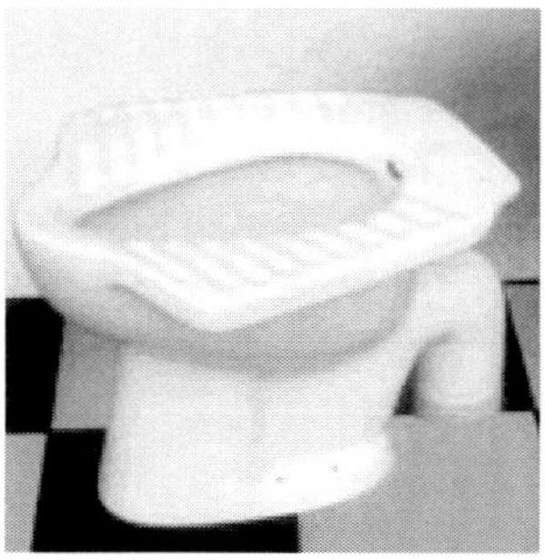
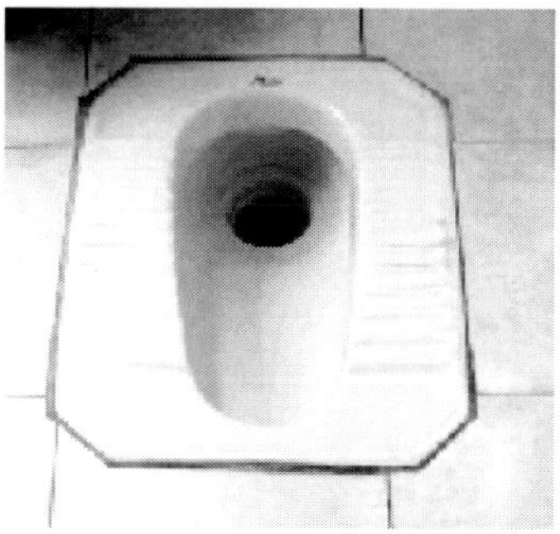

Verschiedene Arten von Hocksitztoiletten

Allgemeine Anmerkungen

Praktisch jeder Arzt und jeder Physiologe, der sich jemals in der schwierigen Lage befand, über dieses Thema etwas zu schreiben, stimmt damit überein, daß die natürliche Hocksitzhaltung die natürlichste und physiologisch sinnvollste Haltung für die Darmentleerung darstellt. Das ist die Schlußfolgerung von Professor Alexander Kira des „Cornell University's Center for Housing and Environmental Studies", der eine sieben Jahre dauernde Studie über die Bauweise von modernen Toiletten durchgeführt hat. Sein Buch aus dem Jahr 1976 mit dem Titel „*The Bathroom*" enthält viele Zitate westlicher Wissenschaftler, die die Benutzung der modernen Toiletten mißbilligt haben. [12]

Er zitiert Dr. Henry L. Bockus, den Autor des medizinischen Standardlehrbuches „*Gastroenterologie*" („*Gastro-Enterology*"):

> ... Die ideale Haltung [um den Darm zu entleeren] ist die natürliche Hocksitzhaltung, die Oberschenkel zum Bauch hingebeugt. Auf diese Weise wird die Aufnahmekapazität der Bauchhöhle stark vermindert und der Druck im Bauch wird erhöht, was die Entleerung begünstigt ..." [11]

Dr. Alexander Kira zitiert einen Artikel im medizinischen Journal „*American Anthropologist*" und zieht die folgende Schlußfolgerung:

> Wir müssen uns vor Augen halten, daß wir trotz unserer Auffassung, daß die Benutzung herkömmlicher Wassertoiletten normal wäre, nur einen relativ kleinen prozentualen Anteil an der Weltbevölkerung darstellen und zwar einen Prozentanteil, der sich, absolut betrachtet, irrt - und zwar insoweit, als wir der Zivilisation erlaubt haben, sich zwischen uns und unsere natürlichen biologischen Funktionen zu stellen. [12]

Dr. William Welles, ein Chiropraktiker aus San Diego, schrieb einen Artikel namens „Das versteckte Verbrechen des Porzellanthrons" („The Hidden Crime of the Porcelain Throne"). Hier ein kurzer Auszug:

> Die Bauweise der modernen Toilette unserer Tage wurde unter absoluter Mißachtung der Anatomie des menschlichen Körpers entwickelt. Auf einer konventionellen westlichen Toilette wird der Druck im Bauch erzeugt, indem das Zwerchfell auf eine solche Weise nach unten gedrückt wird, daß alle Organe des Körpers nach unten gedrückt werden, was dazu führt, daß sich diese aus ihrer Position verschieben und damit eine Fehlfunktion der ileozäkalen Klappe ausgelöst wird. Die Unterleibsmuskeln bleiben ohne jegliche Unterstützung, wie wir ausgeführt haben, und der Körper trägt die Konsequenzen.

Dr. Leonard Williams erklärt, daß die modernen Toiletten die Muskeln des Unterleibes effektiv paralysieren:

> Diese Muskeln werden von einem seßhaften Mann bereits viel zu wenig trainiert, aber wenn er sich auf einer herkömmlichen Wassertoilette im Sitzen befindet, könnte er sie nicht einmal trainieren, selbst wenn er sie trainieren wollte. [2]

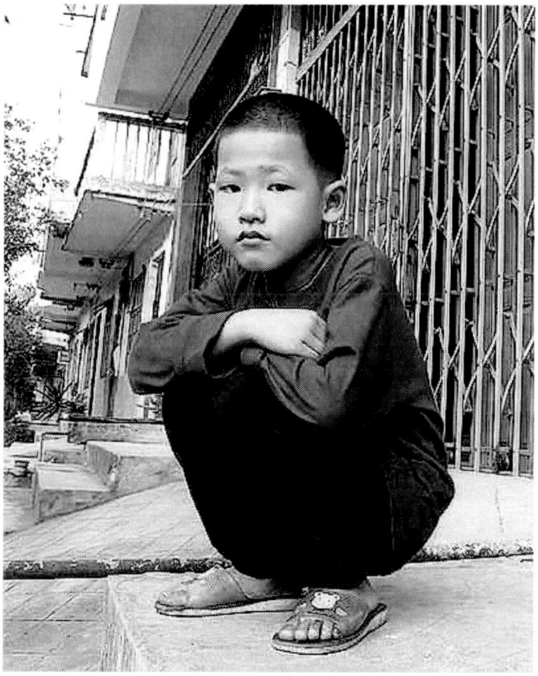

Fazit

Für einen Zeitraum von 150 Jahren waren die Menschen des Westens die unwissentlichen Objekte eines Experimentes. Durch einen "schicksalhaften Unfall" waren sie dazu gezwungen, die modernen Sitztoiletten anzunehmen, während die restlichen zwei Drittel der Weltbevölkerung (die „Kontrollgruppe") weiterhin die natürliche Hocksitzhaltung zur Darmentleerung benutzte. [22]

Die Resultate dieses Experiments sind klar und unmißverständlich. Die „Experimentalgruppe" hat eine dramatisch höhere Häufigkeit von Darmproblemen und urologischen Problemen aufzuweisen. Die folgenden Erkrankungen sind fast ausschließlich auf die westliche Welt begrenzt: Appendizitis, Darmkrebs, Prostataleiden, Divertikulose, Harnblaseninkontinenz, Hämorrhoiden und entzündliche Darmerkrankungen.

Aber diese Resultate wurden von den Forschern falsch interpretiert, da sie sich in Unwissenheit darüber befanden, daß überhaupt ein Experiment stattfand. Die westlichen Ärzte versuchten, die „hoch verfeinerte" (wenig mit Ballaststoffen ausgestattete) westliche Ernährungsweise für diese Erkrankungen verantwortlich zu machen. Ihre Versuche, nachzuweisen, daß die Ernährung ein maßgeblicher Faktor sei, sind durchweg gescheitert.

Alle schulmedizinischen Internetseiten erzählen dieselbe Geschichte:

> *Dies ist eine Erkrankung der westlichen Welt. Wir wissen nicht, was ihre Ursache ist, oder warum die Entwicklungsländer auf eine so seltsame Art und Weise immun dagegen sind.*

Medizinische Forscher haben unablässig daran gearbeitet, dieses tödliche Rätsel zu entwirren, aber sie sind nur wenig vorangekommen. Aufgrund ihrer Gewohnheit, Krankheiten im Rahmen ihrer Studien isoliert zu betrachten, scheiterten sie daran, einen bemerkenswerten Zufall zu entdecken: Viele verschiedene Darm-, Blasen- und Beckenerkrankungen – früher selten oder unbekannt – wurden in der letzten Hälfte des 19. Jahrhunderts plötzlich zum „Allgemeingut".

Diese einfache Beobachtung hätte sie über die Gegenwart eines gemeinsamen, zugrundeliegenden Faktors alarmieren müssen. Dieser hätte die offensichtliche Frage aufwerfen müssen: „*Was genau hat die täglichen Gewohnheiten der Bevölkerung verändert*?"

Und die eindeutige Antwort: „*Sie haben die natürliche Hocksitzhaltung zur Ausübung ihrer körperlichen Funktionen (inklusive dem Kinderkriegen) verlassen.*" Die anatomische Bedeutung dieser Veränderung wurde in den obigen Kapiteln für jede einzelne Erkrankung erläutert. Die Bedeutung dieser Entdeckung wird durch das Fehlen dieser Erkrankungen in Bevölkerungen, die die natürliche Hocksitzhaltung verwenden, bestätigt.

Abschließend kann man feststellen, daß der „Porzellanthron" enorm viel sinnloses Leid und die jährliche Verschwendung von Milliarden US Dollar für Pflegekosten verursacht hat. Es ist klar, daß die Zeit für den westlichen Menschen gekommen ist, zu seinen natürlichen Gewohnheiten zurückzukehren und diesem unglücklichen Experiment ein Ende zu setzen.

„Naturplattform“ Toilettenadapter

Die „Naturplattform“ erlaubt die Benutzung der natürlichen Hocksitzhaltung auf eine sichere und bequeme Weise – und das, ohne die herkömmliche Toilette zu verändern.

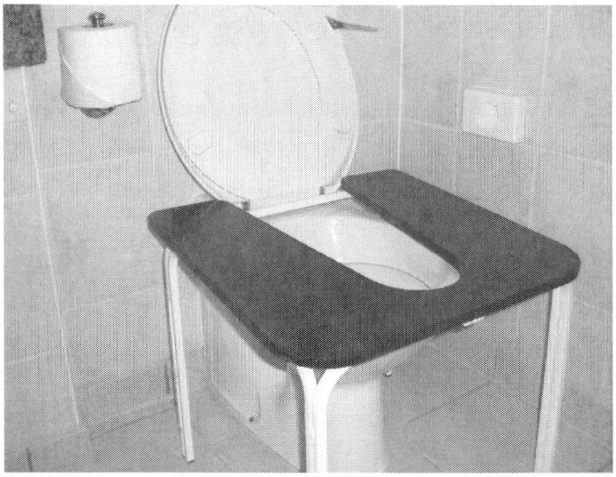

- Stahlverstärkt, um eine „felsenfeste“ Stabilität sicherzustellen
- Trägt bis zu 130 Kilo
- Kann schnell aufgestellt und wieder entfernt werden (auf diese Art und Weise wird niemandem eine Unbequemlichkeit zugemutet)
- Leicht zu reinigen
- Übt keinen Druck auf die herkömmliche Sitztoilette aus
- Läßt sich zu einer Breite von 6 Zentimetern zusammenlegen
- Hat eine komfortable, rutschsichere Oberfläche (leicht geneigt für die korrekte Balance)
- Paßt auf alle regulären Toiletten
- Wird von Yogalehrern und Ärzten empfohlen
- (Einbrenn)lackierter Stahl
- Das U.S. Patent Nummer 6,256,800 wurde gewährt.

(Für weitere Informationen besuchen Sie bitte die Internetseite http://www.NaturesPlatform.com bzw. http://www. NaturesPlatform.co.uk)

Häufig gestellte Fragen

1. *Wie unterscheidet sich die Naturplattform von anderen Toilettenfußstühlen wie dem “Welles Step” oder dem “Life Step” oder dem “Health Step”?*

Die Naturplattform (auf der rechten Seite unten) erlaubt es die natürliche Hocksitzhaltung einzunehmen und das gesamte Körpergewicht liegt auf den Füßen. Der Beckenboden ist gabelartig aufgehängt. Die Oberschenkel drücken den Bauchraum zusammen, was einen natürlichen Abführprozeß bewirkt.

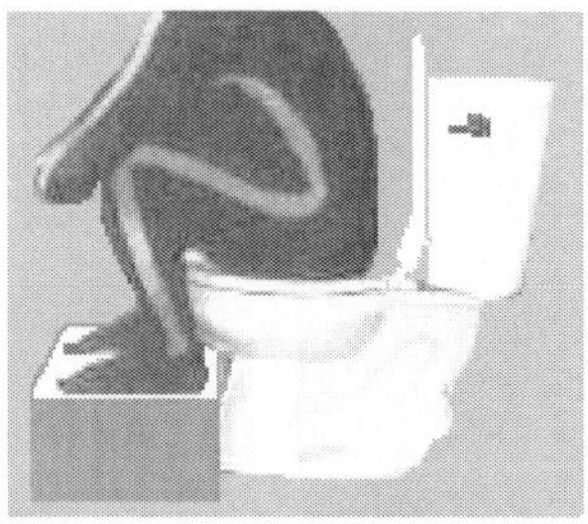

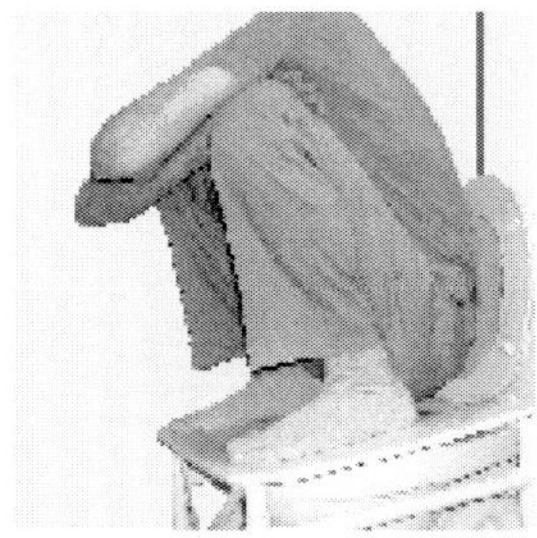

Das Sitzen mit erhöhten Füßen (was oben links gezeigt wird) ist nur ein plumper Versuch, die natürliche Hocksitzhaltung zu imitieren. Diese Haltung erhöht den einschnürenden Druck des Toilettensitzes, da das Körpergewicht nach hinten verlagert wird. Um den Darm zu komprimieren muß man daher die sehr ungünstige Haltung benutzen, die etwas tiefer unten dargestellt wird. Man muß immer noch seinen Atem anhalten und pressen – was in der natürlichen Hocksitzhaltung nicht gemacht werden muß.

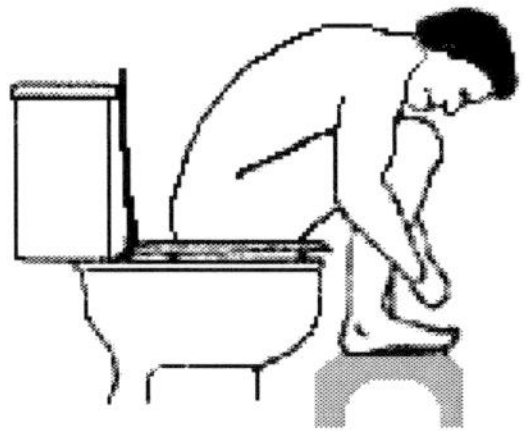	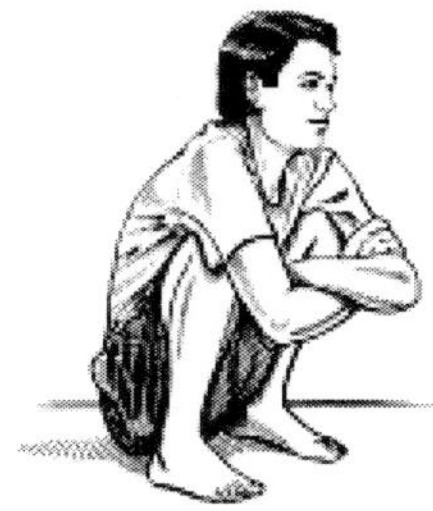
Eine unnatürliche Haltung, die Anspannung und Belastung mit sich bringt	Die natürliche Hocksitzhaltung

Sich auf diese Art und Weise durch Pressen anstrengen zu müssen ist die Ursache für Hämorrhoiden, Divertikulose und Beckenbodenvorfall. Der israelische Arzt Dr. Berko Sikirov hat klinische Forschungen über die Benutzung der natürlichen Hocksitzhaltung zur Heilung von Hämorrhoiden veröffentlicht. Er wird im „Townsend Letter for Doctors and Patients“ (vom Oktober 1996) wie folgt zitiert: „Nur die echte natürliche Hocksitzhaltung, mit dem vollen Körpergewicht auf den Füßen lastend, bietet einen Vorteil gegenüber der konventionellen Sitzposition.

Letztendlich konnten alle gesundheitlichen Vorteile der natürlichen Hocksitzhaltung durch das Studium jener Bevölkerungsgruppen, die sie verwenden, entdeckt werden.

2. *Ich habe kein Problem mit meiner Darmentleerung. Warum sollte ich ein solches Gerät zur Ausführung der Darmentleerung in der natürlichen Hocksitzhaltung verwenden?*

Weil „eine Unze der Vorsorge so viel Wert ist wie ein Pfund Heilung“ (Anmerkung des Übersetzers: das ist ein amerikanisches Sprichwort das nur sinngemäß übersetzt werden kann).

Die langfristige Benutzung von konventionellen Sitztoiletten bewirkt, daß sich Stuhlreste in den unteren Regionen des Darmes ansammeln und sich dort verhärten.

Es kann sein, daß man diese Ansammlung von Stuhlresten nicht bemerkt – bis sie sich eines Tages in Form des Ausbruches von Erkrankungen wie Appendizitis, Divertikulose, entzündlichen Darmerkrankungen oder Krebs bemerkbar machen. Die natürliche Hocksitzhaltung hält den Darm sauber und frei von Erkrankungen.

Es ist auch gut möglich daß man nicht fühlt, daß hier irgendein Problem besteht, weil man bis jetzt einfach noch nicht die Einfachheit und Vollständigkeit der Darmentleerung in der natürlichen Hocksitzhaltung erfahren hat. Sobald Sie sich mit der Darmentleerung in der natürlichen Hocksitzhaltung vertraut gemacht haben, werden ihre Ansprüche (an eine korrekte Darmentleerung) viel höher sein.

3. *Ich mag es, auf der Toilette zu lesen. Kann man in der natürlichen Hocksitzhaltung lesen?*

Ja, man kann, aber nicht so einfach wie in der herkömmlichen Sitzposition, weil der Schoß „verschwindet“. Außerdem werden Sie „die Sache“ viel schneller abwickeln können, sodaß weniger Zeit zum Lesen bleibt.

4. *Bei meinen Reisen in Indien hatte ich immer ein Problem mit Hocksitztoiletten. Ich konnte meine Füße nicht „flach halten“, ohne rückwärts umzukippen. Also mußte ich auf den Fußballen balancieren. Das war überhaupt nicht lustig. Wird die Naturplattform hier besser sein?*

Viel besser. Wenn Sie sich auf der Plattform befinden, führt der in die Konstruktion eingearbeitete Neigungswinkel leicht nach unten. Dies verlagert den Körperschwerpunkt nach vorne und gleicht die Tendenz, rückwärts umzukippen, aus. Man fühlt sich in einer bemerkenswert stabilen und sicheren Lage.

5. *Wie viel Gewicht kann die Naturplattform aushalten?*

Die Naturplattform wurde umfassenden Tests mit einer Belastung von über 135 Kilogramm und plötzlichen, ruckartigen Schwankungsbewegungen unterzogen und zeigte dabei keine Anzeichen einer Stabilitätsschwäche.

Die patentierte Bauweise macht es möglich, daß das Gerät nur 5,44 Kilogramm wiegt und dabei eine Last tragen kann, die sein Eigengewicht um das 25-fache übersteigt. Dies ist deswegen möglich, weil die Füße des Gerätes immer absolut vertikal (senkrecht) stehen und niemals irgendwelchen Scher- oder Verdrehungskräften ausgesetzt sind. Die einzige Kraft, die auf dem Rahmen ruht, ist die Kraft der Kompression. Man würde mehrere Tonnen an Druck benötigen, um irgendein Material zu komprimieren, selbst für Plastik.

Eine Frau, die sich selbst als „ziemlich übergewichtig“ bezeichnet, hat die Naturplattform zum zweiten Mal gebraucht. Dabei las sie ein Magazin und irgend etwas das sie gelesen hatte führte dazu, daß sie sich vor Lachen schüttelte. Ihr gesamter Körper wackelte unter einem krampfhaften Lachanfall – aber die Naturplattform rührte sich dabei nicht.

„Diese Erfahrung“, sagte sie später, „hat mich ein für allemal überzeugt, daß ich mich nicht zu fürchten brauche. Vielen Dank dafür, daß sie ein derart „unbezwingbares“ Produkt gebaut haben.“

6. *Ich wiege mehr als 135 Kilogramm. Was soll ich tun?*

Sie können es mit einer Konstruktion aus Betonblöcken und Sperrholz versuchen. Stapeln Sie jeweils zwei aus übereinander gelegten Einzelblöcken bestehende Türme an jeder Seite der Toilette übereinander (insgesamt vier). Schneiden Sie die Sperrholzplatte so zurecht, daß sie die korrekte Größe und eine Öffnung in der Mitte hat, wie auf dem unten dargestellten Bild gezeigt wird. Wenn sie keine Stichsäge haben, benutzen Sie einfach 3 Bretter, wie auf dem Bild rechts unten dargestellt. Legen Sie die Sperrholzplatte auf die Blöcke.

Hinten

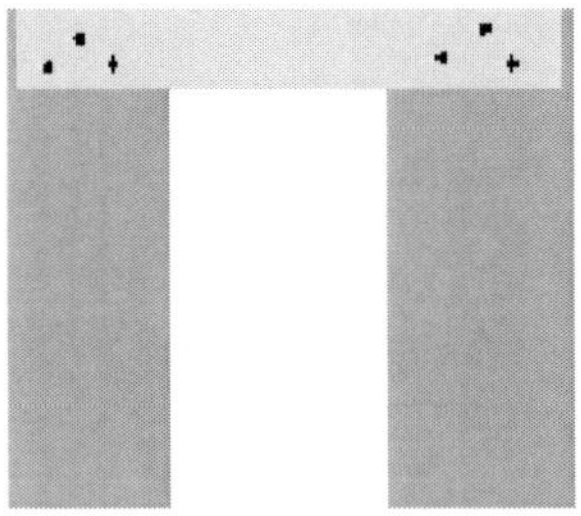

Hinten - Unterseite

Einige weitere Punkte:

Wenn Sie die Blöcke kaufen, messen Sie sie ab. Die wirkliche Größe ist normalerweise ca. 1 bis 1,27 Zentimeter (ca. 0,5 Inch) kleiner als die angegebene Größe. Zum Beispiel sind Blöcke der Größe 15 x 20 x 41 cm (oder 6 x 8 x 16 Inch) (die für diesen Zweck eine gute Größe haben) in Wirklichkeit ca. 14 x 19 x 40 cm (5 ½ x 7 ½ x 15 ½ Inch) groß.

Die Blöcke sollten sich auf derselben Höhe wie die Oberkante der Toilettenschüssel befinden. Es wäre möglich, daß Sie Bretter auf die Blöcke legen müssen, um die Höhe richtig hinzukriegen.

Waschen Sie die Blöcke und lackieren Sie sie, damit der Boden der Toilette nicht mit Betonbröseln übersät wird. Das Sperrholz sollte auch lackiert sein.

Da diese Plattform keinen Neigungswinkel von 5 Grad nach unten hat, werden Sie wahrscheinlich „Unterstützungsblöcke" aus Schaumstoff" benötigen.

Viele Menschen stellen fest, daß sie ihr Übergewicht verlieren, sobald die natürliche Hocksitzhaltung zu ihrer normalen Haltung bei der Darmentleerung geworden ist. Verkrustete Stuhlreste im Darm können mehr als 13 Kilogramm wiegen. Diese stellen eine erhebliche Giftbelastung für den Körper dar.

Ein Wort der Warnung: Die Betonblöcke stellen ein Sicherheitsrisiko dar – sie gefährden die Zehen, das Knie und stellen die Toleranz von anderen Mitgliedern des Haushaltes auf die Probe. Es könnte helfen, Polsterungsmaterial auf die Stellen zu kleben, an denen man sich stoßen könnte.

7. *Ich fühle mich nervös, weil ich mich in einer so großen Höhe befinde. Gibt es irgendeinen Weg, die natürliche Hocksitzhaltung näher am Boden auszuführen?*

Ja. Legen Sie einfach einen Behälter auf den Boden und Fußstützen daneben. Diese Fußstützen können aus Betonblöcken, Telefonbüchern oder Holzplanken bestehen. Die Ausführung, die hier gezeigt wird, hat eine Neigung nach unten, um zu verhindern, daß man rückwärts umfällt.

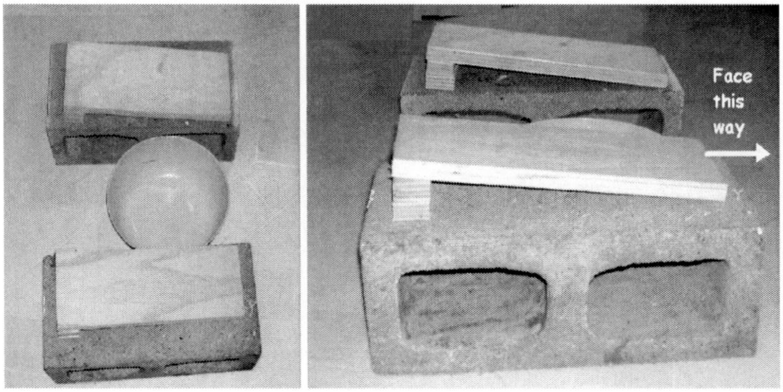

Füße in diese Richtung ausrichten

8. *Wenn die natürliche Hocksitzhaltung so natürlich ist, wie kam es dazu, daß die westliche Zivilisation sich derart auf den Holzweg begeben konnte?*

Obwohl die natürliche Hocksitzhaltung die natürlichste und effektivste Sitzhaltung für die Darmentleerung darstellt ist der Körper auch in der Lage, in Notfällen andere Haltungen zu benutzen (wie z. Bsp. bei einem gebrochenen Fuß). Für tausende von Jahren haben Könige und Königinnen diese Möglichkeit benutzt, um sich von den „gewöhnlichen Menschen" abzuheben.

Dann, in der Mitte des neunzehnten Jahrhunderts, zu Beginn der industriellen Revolution, wurden Wassertoiletten plötzlich allgemein verfügbar. Die frühen Industriellen entschieden (eher willkürlich), diese thronartigen Toiletten überall einzubauen – um auch „normalen Menschen“ zu erlauben, sich wie Könige und Königinnen zu fühlen. Ohne jegliches Wissen über die menschliche Physiologie glaubten sie aufrichtig daran, daß sie damit das Leben der Menschen verbessern würden.

Diejenigen, die sich mit dieser Entscheidung nicht abfinden wollten, wurden gezwungen zu schweigen. (Im viktorianischen England wurden Körperfunktionen als unaussprechlich angesehen). Ausgehend von Großbritannien, dem zu dieser Zeit einflußreichsten Land der Welt, verbreitete sich die „Modeerscheinung“ schnell über den Rest Europas und gelangte nach Nordamerika und Australien. Kein Land wollte zu einer Zeit, als die Welt solche rapiden „Fortschritte“ machte, als rückständig angesehen werden.

Bis vor einigen wenigen Jahren hat das Tabu, darüber zu diskutieren, den Großteil der westlichen Welt im Dunkeln darüber gelassen, auf welche Weise der menschliche Körper zu funktionieren ausgelegt ist. Die Ignoranz des medizinischen Berufsstandes ist dabei besonders bedauerlich – und hat sehr viel unnötiges Leid verursacht.

9. *Ist die Naturplattform wirklich notwendig? Könnte nicht jemand ganz einfach auf den Toilettensitz klettern und hier die natürliche Hocksitzhaltung einnehmen?*

Jemand der sehr flexibel und agil ist, könnte das schon machen, aber es gibt hier zwei Faktoren, die man in Betracht ziehen sollte.

Der erste Faktor ist der Komfort. In über 3 Jahren, in denen die Naturplattform von hunderten Einzelpersonen getestet wurde, lautete der einhellige Urteilsspruch, daß die Naturplattform viel bequemer, stabiler und einfacher zu benutzen ist als wenn man auf der Klobrille oder dem Rand der Kloschüssel balanciert. Selbst Menschen, welche die letztere Methode für Jahrzehnte ausgeführt haben sagten, daß sie beabsichtigen, die Naturplattform zu erwerben, sobald sie verfügbar wird.

Einer der Tester hat es auf folgende Art ausgedrückt: „Ich habe nie bemerkt, daß ich in einer Hütte lebe, solange bis ich einen flüchtigen Blick auf den Palast erhaschen konnte."

Der zweite Faktor ist die Sicherheit. Eine Toilette auf diese Art und Weise (d.h. Balancieren auf dem Kloschüsselrand) kann die Haltebolzen, die sie am Boden verankern, ausreißen. Sobald die Abdichtung zwischen der Toilette und dem Abflußrohr gerissen ist, kann giftiges Methangas ins Haus strömen.

Toilettenschüsseln sind nicht dafür ausgelegt, die intensive Belastung einer Person, die sich darauf in der natürlichen Hocksitzhaltung befindet, auszuhalten (besonders, wenn es sich um jemanden mit einem hohen Körpergewicht handelt). Es ist bekannt, daß sie zusammenbrechen können und dabei schwere Verletzungen durch Teile von zackigen Porzellanteilen entstehen können.

Ein zusätzlicher bedenkenswerter Faktor ist, daß man mit jedem Kauf einer Naturplattform die Anstrengungen, die westliche Welt umzuschulen, unterstützt und daß auf diese Weise einige der schrecklichsten Krankheiten, von denen unsere Gesellschaft betroffen ist, ausgelöscht werden können.

10. *Können ältere Menschen die Naturplattform verwenden? Und wie ist es mit kleinen Kindern?*

Wenn Ihre Knie und Hüften flexibel genug sind, um die natürliche Hocksitzhaltung ohne Beschwerden einzunehmen, kann jedermann jeden Alters die Naturplattform verwenden. Falls Sie jedoch irgendein Gefühl verspüren, daß Sie schwanken oder die Tendenz haben, Ihr Gleichgewicht zu verlieren, sollten Sie irgend etwas haben, an dem sie sich festhalten können. Entweder montieren Sie Haltegriffe an die Wände, oder aber sie stellen sich einen Stuhl vor die Toilette (der von Ihnen wegzeigt), damit Sie sich am Stuhl festhalten können.

Ein Stuhl ist auch für kleine Kinder ratsam. Ein zusammenklappbarer Stuhl mit Gummifüßen ist ideal. Ein Gehwagen funktioniert auch gut, besonders, wenn wenig Platz zur Verfügung steht.

11. *Wird die natürliche Hocksitzhaltung meine Verstopfung heilen?*

Es kommt auf den zugrundeliegenden Grund oder die zugrundeliegenden Gründe an. Die Entleerung des Darmes in der natürlichen Hocksitzhaltung wird die Situation mit Sicherheit erheblich verbessern, aber es könnte sein, daß das nicht ausreicht, eine Heilung herbeizuführen. Es könnten hier auch andere Faktoren beteiligt sein. Stellen Sie sicher, daß Ihre Ernährung gesund ist und daß Sie Ihren Körper ausreichend trainieren.

In einigen Fällen können erbliche Faktoren die Darmentleerung beeinflussen. Aber was auch immer Ihre angeborenen Beschränkungen sein mögen, die Benutzung der natürlichen Hocksitzhaltung ist das Beste, was Sie tun können, um Ihre Fähigkeit. den Darm zu entleeren, zu maximieren.

12. *Warum hat mir mein Gastroenterologe nichts über die Darmentleerung in der natürlichen Hocksitzhaltung gesagt?*

Weil die Chirurgie seine Haupteinnahmequelle ist.

Von seltenen Ausnahmen abgesehen erwähnen Gastroenterologen niemals den therapeutischen Wert der natürlichen Hocksitzhaltung. Selbst wenn ein Patient ihnen berichtet, eine Darmerkrankung mit der natürlichen Hocksitzhaltung geheilt zu haben (was viele getan haben), wird der Arzt diese Information nicht mit seinen anderen Patienten teilen. Er hat Angst, sich selbst aus dem Geschäft zu werfen.

13. *Wird die natürliche Hocksitzhaltung die Notwendigkeit für Darmspülungen reduzieren?*

Die Darmspülungsindustrie kam auf, um den schädlichen Folgen, die aus der Benutzung des „Porzellanthrons“ resultieren, entgegenzuwirken. Sitztoiletten führen zu einer unvollständigen Darmentleerung. Die Stuhlreste sammeln sich an, verhärten, schnüren den Darm ein und setzen ihn giftigen, krebserregenden Stoffen aus. Darmspülungen sind sehr hilfreich, wenn es darum geht, die verhärteten Stuhlreste aus dem Darm zu entfernen.

Da jedoch mehr und mehr Menschen die natürliche Hocksitzhaltung verwenden, wird die Notwendigkeit für Darmspülungen nach und nach geringer werden. Andere Spezialisten, die ihre „Patienten verschwinden sehen werden“, schließen Gastroenterologen, Urologen und Gynäkologen mit ein.

Befürworter

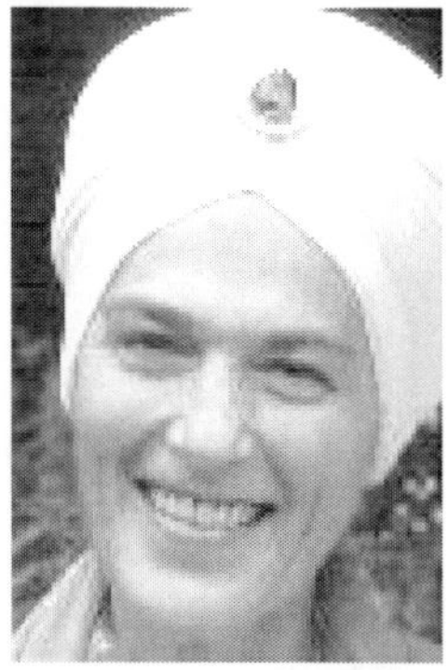

Ich befürworte die Naturplattform in vollem Maße, weil wir diese Methode über viele Jahre für werdende Mütter – im Rahmen unserer Beschäftigung mit Yoga – angewandt haben. Die natürliche Hocksitzhaltung hält die Wirbelsäule werdender Mütter stark und korrekt ausgerichtet und die Hüften und das Becken ausbalanciert, sobald sie sich zur Geburtsvorbereitung öffnen.

Gurmukh Kaur Khalsa
International bekannte Lehrerin des Kundalini Yoga, der Meditation und nachgeburtlicher Pflege
http://www.goldenbridgeyoga.com

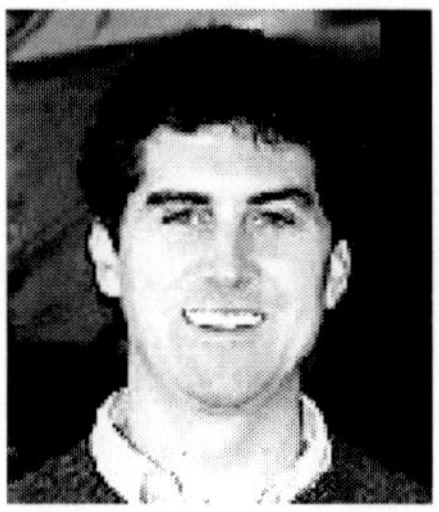

Seit ich von 1985 bis 1989 in Japan, Taiwan und Indien Yoga studiert habe, war ich auf der Suche nach einem natürlichen Toilettentyp. Aber ich habe keinen Toilettensitz gefunden, der die natürliche Hocksitzhaltung erlaubte.

Endlich wurde im Jahr 1998 die Naturplattform erfunden und in den Markt eingeführt. Trotzdem man kein jahrelanges Yogastudium und einen Doktortitel benötigt, um die Vorteile der natürlichen Hocksitzhaltung zu erkennen, verlangt Ihre Gesundheit, daß Sie die Naturplattform verwenden.

Dr. Robert Butera,
The YogaLife Institute
Phoenixville, Pennsylvania, USA

Die größte Bedrohung unserer Gesundheit geht von unserer Kultur aus und von den schädlichen Verhaltensweisen und Einstellungen, die sie uns lehrt. Glücklicherweise hat unser Körper die Weisheit zu wissen, was gut und was schlecht für unsere Gesundheit ist. Wenn Sie die Plattform in der natürlichen Hocksitzhaltung verwenden, dann fühlt sich das gut an, also wissen Sie, daß Sie das Richtige für Ihre Gesundheit tun.

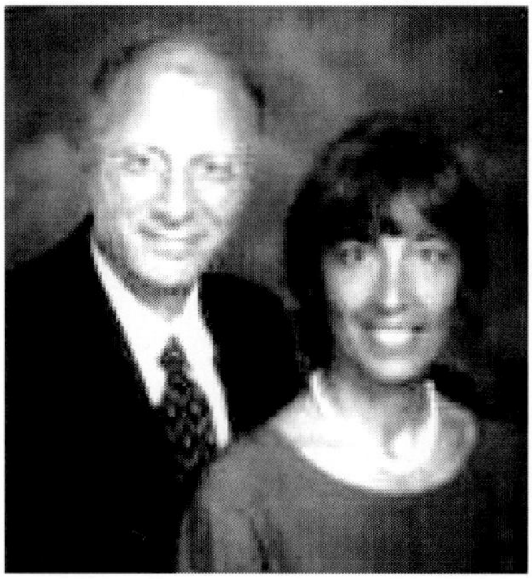

Und es gibt am Hintern auch keinen Ring durch den Druck der Klobrille mehr! Ich schlage vor, daß Sie einen Selbstversuch mit der Naturplattform durchführen. Lassen Sie sich von Ihrem Körper zur Gesundheit führen.

Sydney Ross Singer
Soma Grismaijer
Medizinische Anthropologen
Die Autoren des Buches *„Dressed To Kill: The Link Between Breast Cancer and Bras*“
Direktor des „Institute for the Study of Culturogenic Disease“, Hilo, Hawaii

Eine Sache der ich bei meiner Ausreise aus Indien nachtrauerte war, daß ich gezwungen war, meine lebenslange Gewohnheit der natürlichen Hocksitzhaltung aufgeben zu müssen. Mit ca. 130 Kilogramm Körpergewicht konnte ich nicht einfach auf eine gewöhnliche Toilette klettern, ohne das Risiko einer schweren Verletzung oder einer unangenehmen Situation in Kauf zu nehmen. Meine Entdeckung der Naturplattform war für mich daher ein großer Segen. Sie ist leicht genug, daß meine junge Tochter sie ohne Probleme aufstellen kann und dennoch stark genug, daß sie mein Gewicht ohne Probleme tragen kann. Jetzt fühle ich mich zu Hause gut.

~ Ein Mann im Alter von 46 Jahren

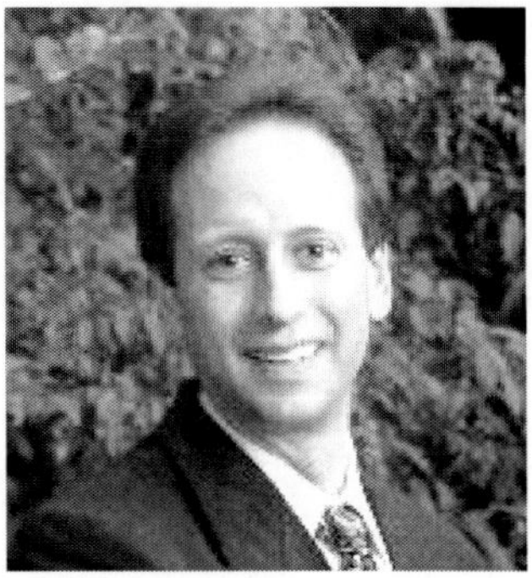

Über Jahre habe ich gelehrt, daß die Bauweise die Funktion beeinflußt und zwar hinsichtlich der Wirbelsäule und dem Nervensystem. Dieselbe Regel gilt für den Darm. Durch das Sitzen wird der Darm in eine unnatürliche Haltung gebracht, was eine unnötige Belastung für das gesamte Verdauungssystem bewirkt.

Die Naturplattform löst diese Belastung auf und erlaubt dem Körper, auf die Art zu funktionieren, für die er ausgelegt wurde. Ein gesunder Darm ist ein bedeutender Schlüssel zu einem gesunden Leben.

Dr. Joe Esposito, Ernährungswissenschaftler, Chiropraktiker
Diplomat American Board of Chiropractic Orthopedists
Diplomat American Academy of Pain Management
Autor des Buches: „*Eating Right...For the Health Of It!*“
Direktor des „Health Plus Chiropractic Center“ in Marietta, Georgia

Damals im Jahr 1979, als der frühere Präsident Carter ein Hämorrhoidenproblem hatte, hat mich das „Time Magazine“ angerufen und mich nach der Ursache von Hämorrhoiden gefragt. In dem Magazin wurde ich wie folgt zitiert: „Der Mensch ist nicht dafür ausgelegt auf einer Toilette zu sitzen, sondern dafür, sich in einem Feld mittels der natürlichen Hocksitzhaltung zu entleeren.“

Michael I. Freilich, Arzt
Pensionierter Chirurg
Marina del Rey, Kalifornien

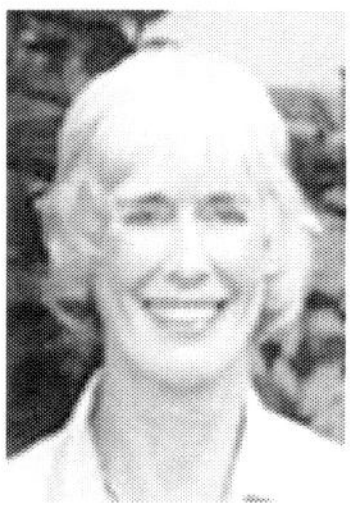

Vor fünfzehn Jahren wollten wir eine Hocksitztoilette für unser neues Haus in Massachusetts importieren. Aber dies wurde wegen der Bauvorschriften nicht zugelassen! Glücklicherweise gibt es jetzt die Naturplattform, die sogar noch besser ist, weil sie mobil ist. Die Darmentleerung in der natürlichen Hocksitzhaltung ist die Aktivität, die die westlichen Menschen (und bedauerlicherweise auch immer mehr der östlichen Menschen) zu ihrem eigenen Verhängnis aufgegeben haben.

Die Benutzung von Toiletten und Stühlen hat zu einer Unzahl von Problemen geführt, welche die moderne Gesellschaft plagen. Die Naturplattform trägt einen großen Teil zu ihrer Vorsorge und Behandlung bei.

Elizabeth Noble, Physiotherapeutin
Gründerin der „Section on Women's Health,“
American Physical Therapy Association.
Autorin von acht Büchern

Leo Sorger, Arzt, F.A.C.O.G. (amerikanischer Verband der Geburtshelfer und Gynäkologen)
Geburtshelfer (er ist der Mann von Elizabeth)
Frühere Ausbildnerin in der „Boston University Medical School“

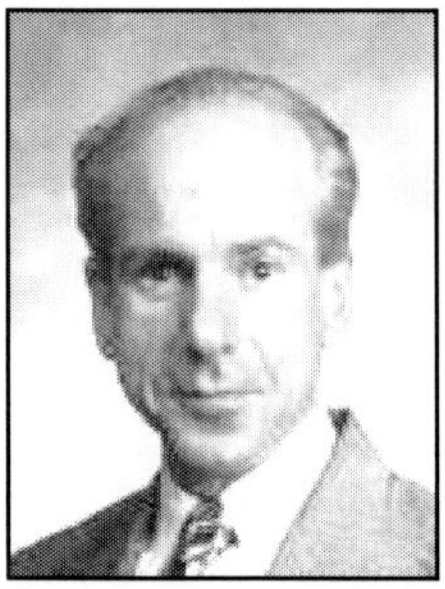

Die Naturplattform ist kein Witz. Hier in Amerika und in Europa sind wir an unsere westliche Art, eine Toilette zu benutzen, gewöhnt – sitzen und warten und pressen. Aber es ist nun einmal so, daß die „altertümliche“ Hocksitzmethode sich der Schwerkraft bedient, um es der Natur zu erleichtern, ihre Funktionen auszuführen. So ein großer Teil der Weltbevölkerung ist uns, trotz deren scheinbarer Primitivität, auf viele verschiedene Arten weit voraus und dies betrifft sogar unseren eigenen Darmentleerungsprozess. Sitzen ist für diesen Prozeß lange nicht so entspannend und mühelos – die natürliche Hocksitzhaltung ist bei weitem überlegen. Die Belastung für den Körper, weil man pressen muß, kann zu vielen Funktionsstörungen in diesem Bereich der menschlichen Physiologie führen.

Die Naturplattform erlaubt es uns Menschen der westlichen Hemisphäre, uns die Naturgesetze nutzbar zu machen, um uns bei unserem Darmentleerungsprozess zu helfen. Ich befürworte dieses wundervolle Produkt von ganzem Herzen, welches so fortschrittlich und dennoch auf eine einfache und schöne Art ein tägliches, menschliches und sehr wichtiges Verhalten unterstützt. Wir sollten bereit sein, dem Ruf der Natur auf dem natürlichsten Weg zu folgen.

Donn Wiedershine, Arzt
Staten Island, New York

Auch Ihre eigenen Erfahrungen sind gefragt!

Auf der deutschen Internetseite http://www.darmhilfe.de haben Sie im dortigen Internetforum die Möglichkeit, über Ihre eigenen Erfahrungen mit der natürlichen Hocksitzhaltung zu berichten und sich mit anderen darüber auszutauschen.

Der Übersetzer

Schätze aus Down Under

Die australische Sicht der natürlichen Hocksitzhaltung

Ein Brückenunfall in Tasmanien

von Wal Bowles

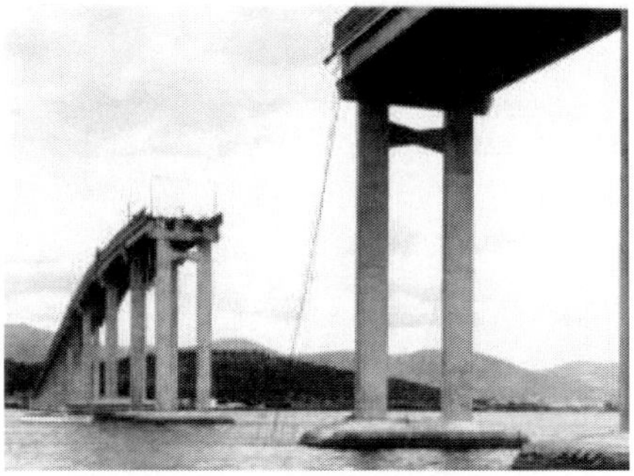

Diese tasmanische Brücke überspannt den Fluß „Derwent" in Hobart, Australien, auf der tasmanischen Insel. Im Jahr 1975 wurde einer der Brückenpfeiler von einem Frachter gerammt, was dazu führte, daß eine der Stützen zusammenbrach. Es war bereits dunkel und es nieselte, daher war die Sicht schlecht. Der Verkehr auf der Brücke ging nach wie vor seinen Gang und die Fahrzeuge stürzten durch die Bresche in der Brücke 33 Meter tief in den Fluß unter ihnen.

Ich glaube nicht, daß der abschließende Blutzoll jemals bekannt werden wird. Aber offensichtlich erkannte ein Fahrer die zusammengebrochene Stütze. Er hielt seinen Wagen an und versuchte, andere zu warnen, aber die meisten von ihnen nahmen keine Notiz davon und fuhren einfach weiter – in ihren Tod.

Wann immer ich mit Menschen über die natürliche Hocksitzhaltung spreche, dann fühle ich mich oft wie dieser Mann. Ich fühle die Verzweiflung, die er gefühlt haben mußte. Die Antwort der meisten Menschen ist, daß sie darüber nichts wissen wollen, viele scheinen anzunehmen, daß sie von einem Witzbold drangekriegt wurden, andere wiederum denken, daß es sich um einen Verkaufstrick handelt, wieder andere vertreten die Meinung, daß die einzig akzeptable Tür für jemanden, der eine derartig dumme Idee vertritt, die Tür einer Irrenanstalt sein sollte.

Erst wenn die Leute sehen, daß sich ihre Lebensspanne vor ihren Augen verkürzt, werden sie für diese Idee offen und, falls es nicht zu spät ist, wirkt sich die Methode dann positiv auf sie aus.

"Ein eleganter Abend"
von Wal Bowles

Mein guter Freund Bill Withers hatte in seinem Leben mit allen möglichen Menschen zu tun. Vor einigen Jahren nahm er an einem Abendessen der gehobenen Klasse teil, wo sich viele Menschen aus der High Society befanden.

An Bills Tisch saßen einige junge, attraktive Damen. Nach dem Essen, als die Leute ihren Kaffee oder sonst etwas tranken, kam eine gesetzte (ältere) Dame auf ihren Tisch zu und fragte, ob sie sich zu ihnen gesellen dürfe.

Sie erklärte, daß die Gespräche auf allen anderen Tischen sehr zurückhaltend ablaufen würden und daß Bills Tisch der einzige Tisch war, wo sich offenbar alle – auch wegen dem dort fast andauernden Lachen – wohlfühlen würden.

Eine der jungen, attraktiven Damen antwortete sinngemäß mit folgenden Worten auf ihre Frage: „Sicherlich, kommen Sie und setzen Sie sich. Dieser Kerl erklärt uns, wie man richtig kackt!“

Quellenangaben

1. Causes, Symptoms and Diagnosis of Diverticulosis http://healthlink.mcw.edu/article/930605239.html

2. Welles, William, The Importance of Squatting (im Kapitel *Tissue Cleansing Through Bowel Management*, Bernard Jensen Publisher; 10th edition – vom Juni 1981.)

3. Jacobs E J, White E., Constipation, laxative use, and colon cancer among middle-aged adults. *Epidemiology*, 9. Juli 1998 (4): 385-91.

4. Tagart REB. The Anal Canal and Rectum: Their Varying Relationship and Its Effect on Anal Continence, *Diseases of the Colon and Rectum* 1966: 9, 449-452.

5. Hornibrook, F.A., *The Culture of the Abdomen,* (Garden City, New York: Doubleday, Doran & Co., Inc., 1933), Seiten 75-78

6. Aaron, H., *Our Common Ailment*, (New York: Dodge Publishing Co., 1938), Seite 39.

7. Sikirov BA. Management of Hemorrhoids: A New Approach, *Israel Journal of Medical Sciences*, 1987: 23, 284-286.

8. Dimmer, Christine; Martin, Brian; et al, Squatting for the Prevention of Hemorrhoids, Department of Science and Technology Studies, University of Wollongong, NSW 2522, Australien, veröffentlicht im *Townsend Letter for Doctors & Patients*, Ausgabe Nr. 159, Oktober 1996, Seiten 66-70

9. Sikirov BA, Etiology and pathogenesis of diverticulosis coli: a new approach, *Medical Hypotheses*, 26. Mai 1988;26(1):17-20.

10. Sikirov BA, Cardio-vascular events at defecation: are they unavoidable?, *Medical Hypotheses*, Juli 1990;32(3):231-3.

11. Bockus, H.L., *Gastro-Enterology*, (Philadelphia: W.B. Saunders Co., 1944), Vol. 2, Seite 469

12. Kira A. *The Bathroom*. Harmondsworth: Penguin, 1976, revised edition, Seiten 115,116.

13. Tobin, Andrew. *Prostate Disorder – Causes and Cure,* National Direct Publishing, Bowden, Australien, 1996, (Kapitel 12, von Wallace Bowles, namens "Refining an Everyday Activity"), Seite 132

14. Ibid., Seite 138.

15. Cleary, Margaret, "My Child, My Teacher", *New Vegetarian and Natural Health*, Australian Vegetarian Society, Frühjahrsausgabe, 1998.

16. Henry, Dr. M.M. and Swash, Dr.M., *Coloproctology and the Pelvic Floor*, Butterworths London, 1985, Seiten 145,147,301.

17. Bowles, Wallace, The Importance of Squatting for Defecation, unveröffentlichter Artikel, January, 1992.

18. The role of Reginald Heber Fitz in explaining appendicitis: www.president.harvard.edu/history/

19. Walker AR, Segal I., Epidemiology of noninfective intestinal diseases in various ethnic groups in South Africa. *Israel Journal of Medical Science*, 15. April 1979 (4):309-13.

20. Appendicitis and King Edward VII: www.users.bigpond.com/billmastermind/moments53.htm

21. Montgomery Scott M , Pounder Roy E, Wakefield Andrew J, Infant mortality and the incidence of inflammatory bowel disease, *The Lancet*, Ausgabe 349, Nummer 9050 DATUM: 15.02.1997.

22. Singer C, Holmyard E, Hall A, Williams T (eds.), *A History of Technology, Vol.IV: The Industrial Revolution, 1750-1850*. Oxford Clarendon Press, Seiten 507-508, 1958

23. King, John E.(Editor in Chief), *Mayo Clinic on Digestive Health,* Mayo Clinic, Rochester, MN, 2000, Seite 128

24. Rad, Saeed, Impact of Ethnic Habits on Defecographic Measurements, *Archives of Iranian Medicine*, Ausgabe 5, Nummer 2, April 2002, Seite 115-117.

25. Russell JGB. Moulding of the pelvic outlet. *Journal of Obstetrics and Gynaecology of the British Commonwealth*, 1969;76:817-820

26. Information on cost of hysterectomies at the Blue Cross/Blue Shield of Tennessee website: (bcbst.com)

27. Historical Perspectives in Surgery, *Medscape Surgery* 4(1), 2002, "Famous Patients, Famous Operations, 2002 - Part 2: The Case of a Royal Pain in the Abdomen" (medscape.com)

28. Kirsner, Joseph B, Historical origins of current IBD concepts,*World Journal of Gastroenterology*,2001; April 7(2):175-184. The relevant excerpt, regarding Inflammatory Bowel Disease: "Appearing initially as isolated cases in Great Britain and northern Europe during the 19th and early 20th centuries, they have steadily increased numerically and geographically and today are recognized worldwide."

29. Roberts RO, Lieber MM, Bostwick DG, Jacobsen SJ: A review of clinical and pathological prostatitis syndromes. *Urology* 49: 809-821, 1997

30. Hugh TJ, Hugh, TB: Appendicectomy — becoming a rare event? *Medical Journal of Australia,* 2001; 175: 7-8

31. Burkitt DP. *Appendicitis*. London: Norgine Ltd, 1980.

32. History of Hysterectomies: http://www.qis.net/~pvietz/history.htm

33. Prostate cancer timeline: http://www.psa-rising.com/timeline/

34. King M, Bewes PC, Cairns J, Thornton J (eds.), *Primary Surgery, Volume One: Non-trauma*, Chapter 11, Prolapse of the Uterus, Deutsche Gesellschaft für Technische Zusammenarbeit (GTZ) GmbH, (online at http://www.meb.unibonn.de/dtc/primsurg/docbook/html/x6935.html)

35. Schulz, J.A. (2001). Assessing and treating pelvic organ prolapse. *Ostomy Wound Management*, 4 (5), 54-56, 58-60.

36. McIntosh, Louise. The Role of the Nurse in the Use of Vaginal Pessaries to Treat Pelvic Organ Prolapse and/or Urinary Incontinence: A Literature Review, *Urologic Nursing,* 2005; 25 (1): 41-48.

37. Information on C-Sections at International Cesarean Awareness Network. (http://ican-online.net)

38. Transcript of Mrs. Kotarinos' talk at Interstitial Cystitis Network website. (http://www.ic-network.com/)

39. European Association of Urology:website (http://www.uroweb.org/)

40. Temple NJ, Burkitt, DP, The war on cancer--failure of therapy and research: discussion paper, *Journal of the Royal Society of Medicine,* 1991 February; 84(2): 95–98.

41. Burkitt, DP, Hiatus hernia: is it preventable? *American Journal of Clinical Nutrition*, März 1981; 34: 428 - 431.